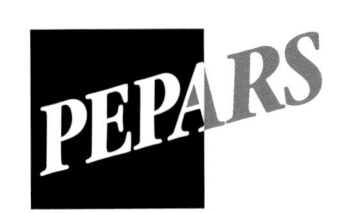

PEPARS

【ペパーズ】
編集企画にあたって…

JN245172

　この特集号では手足の先天性疾患をテーマとしております．手術手技を写真やイラストとともにわかりやすく解説するような書籍も有用かと思いますが，本書では疾患概念（発生や疫学など）の説明や診断プロセス（分類や画像診断，鑑別疾患など）の解説にも重点を置いております．

　手足の先天性疾患の患者さんが来院された時，何をしなければならないでしょうか．視診，触診をして，鑑別すべき疾患を挙げ，X線を正しく撮影し，分類法によってタイプを特定し，そのタイプに合った治療の計画を立てて，インフォームドコンセントをしなければなりません．

　例えば屈曲した母指を診た場合，どのような疾患が思い浮かぶでしょうか．屈曲変形する母指として，強剛母指と先天性握り母指症を鑑別しなければなりません．握り母指症と診断した場合，装具療法か手術かを選択しなければなりません．裂手症の手に合指が合併することがあります．裂手症は指が欠損して手に割れ目が生じる疾患です．なぜ指の本数が足りない裂手症に合指症が合併するのでしょうか．発生学を学び，手の橈尺方向の発達を制御するシステムを知り，指列誘導障害の観点から裂手症を診れば，合指症が合併する理由を理解することができます．時に患者家族からは疾患の原因や遺伝性に関して説明を求められることもあります．強く遺伝性が関与する疾患については，遺伝相談をお勧めすることもあります．小児を扱う外科医は疫学や発生学についても知識を持たなければいけないのです．手術ではどのようなセッティングが必要でしょうか．現在の標準的治療は何でしょうか．手術が終われば後療法や経過観察が必要となります．先天性手足疾患のフォローアップは成長完了期まで続きます．患者さんの人生を背負うつもりで対峙しなければなりません．経過観察はどの程度の頻度でどのような点に注意しなければならないのでしょうか．

　そのような疑問に答えるべく，本書は日常診療で比較的頻繁に扱う疾患に絞り，発生学，疫学，分類，術前診察法，画像診断，必要な解剖の知識，標準的手術とその応用，術後ケア，術後機能評価法，フォローアップについて解説します．

　本書は先天性手足疾患の診療を助けるガイドブックとして，または専門医を目指す形成外科，整形外科医師のテキストとして役立つことを期待しております．そしてこの分野の奥深さを知り，未来の小児手外科医を志す者が現れることを祈念しております．

2025 年 3 月

齊藤　晋

KEY WORDS INDEX

WRITERS FILE

ライターズファイル（五十音順）

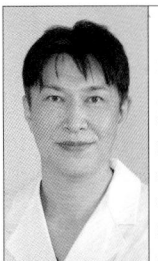

荒田　順
（あらた　じゅん）
1994年　滋賀医科大学卒業
　　　　日赤和歌山医療センター形成外科
1998年　共和病院形成外科
2003年　島根県立中央病院形成外科，部長
2006年　京都大学附属病院形成外科，病院助手
2007年　島根県立中央病院形成外科，部長
2008年　国立病院機構京都医療センター形成外科，科長
2022年　滋賀医科大学形成外科，特任准教授
2024年　同，特任教授

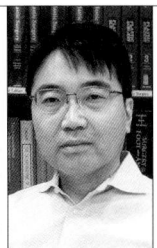

齊藤　晋
（さいとう　すすむ）
1999年　名古屋市立大学卒業
2000年　大津赤十字病院形成外科・手外科
2004年　玉造厚生年金病院整形外科
2013年　京都大学大学院医学研究科形成外科学，助教
2019年　同，准教授

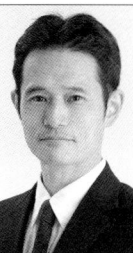

高木　岳彦
（たかぎ　たけひこ）
2000年　慶應義塾大学卒業
　　　　同大学整形外科入局
2010年　同大学大学院修了
　　　　国立成育医療研究センター整形外科，フェロー
2011年　小郡第一総合病院整形外科（国内留学）
2012〜13年　米国 Kleinert Kutz Hand Care Center 留学
2013年　慶應義塾大学整形外科，特任助教
2013年　東海大学整形外科，講師
2018年　国立成育医療研究センター整形外科，診療部長

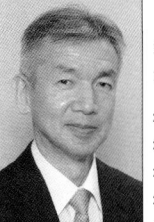

射場　浩介
（いば　こうすけ）
1989年　札幌医科大学卒業
　　　　同大学整形外科学講座
1997年　デンマークコペンハーゲン大学分子病理学教室（research assistant prof.）
2001年　総合病院釧路赤十字病院整形外科（部長）
2003年　札幌医科大学医学部整形外科学講座，助手
2005年　同大学医学部整形外科学講座，講師
2011年　同大学医学部整形外科学講座，准教授
2022年　同大学運動器抗加齢医学講座，特任教授

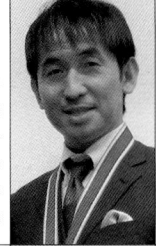

佐竹　寛史
（さたけ　ひろし）
1999年　山形大学卒業
2000年　同大学整形外科に入局
2009年　台湾 Chang Gang Memorial Hospital に留学
2011年　山形大学，整形外科助教
2014年　同，医学部講師
2017年　同，整形外科講師
2020年　同，整形外科准教授
2021年　同，附属病院教授

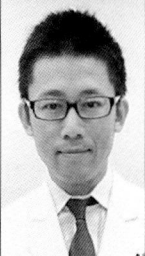

西村　礼司
（にしむら　れいじ）
2006年　筑波大学医学専門学群卒業
2006年　東京厚生年金病院，初期研修
2008年　東京慈恵会医科大学形成外科学講座入局
2017年　Cleveland Clinic, International Visiting Hand Surgery Fellow
2019年　東京慈恵会医科大学，医学博士受領
2024年　同大学形成外科学講座，准教授

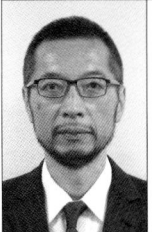

川端　秀彦
（かわばた　ひでひこ）
1980年　大阪大学卒業
　　　　同大学整形外科入局
1986年　同大学大学院博士課程修了
1988年　メルボルン Microsurgery Research Centre 留学
1996年　大阪府立母子保健総合医療センター整形外科，主任部長
2015年　南大阪小児リハビリテーション病院，院長

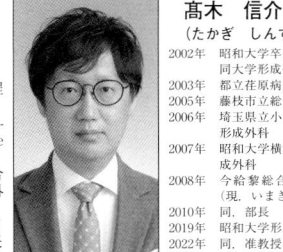

髙木　信介
（たかぎ　しんすけ）
2002年　昭和大学卒業
　　　　同大学形成外科学入局
2003年　都立荏原病院整形外科
2005年　藤枝市立総合病院形成外科
2006年　埼玉県立小児医療センター形成外科
2007年　昭和大学横浜市北部病院形成外科
2008年　今給黎総合病院形成外科（現，いまきいれ総合病院）
2010年　同，部長
2019年　昭和大学形成外科，講師
2022年　同，准教授

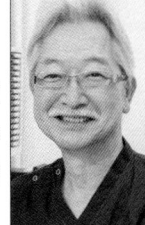

福本　恵三
（ふくもと　けいぞう）
1986年　東京慈恵会医科大学卒業
1988年　同大学形成外科学教室，助手
1999年　テキサス大学サンアントニオ校ヘルスサイエンスセンター留学
1996年　東京慈恵会医科大学形成外科学教室，講師
2000年　埼玉成恵会病院・埼玉手の外科研究所，副所長
2012年　同，所長
2019年　埼玉慈恵病院・埼玉手外科マイクロサージャリー研究所，所長

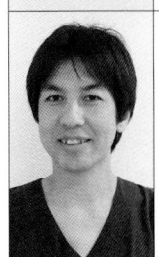

小平　聡
（こだいら　さとし）
2003年　東京医科歯科大学卒業
　　　　同大学形成外科入局
2004年　亀田メディカルセンター形成外科
2006年　埼玉成恵会病院・埼玉手外科研究所
2008年　東京医科歯科大学形成再建外科
2012年　埼玉成恵会病院・埼玉手外科研究所
2019年　埼玉慈恵病院・埼玉手外科マイクロサージャリー研究所

CONTENTS　手足先天異常　総まとめ BOOK

編集／京都大学 准教授　齊藤　晋

◆編集顧問／栗原邦弘　百束比古　光嶋　勲
◆編集主幹／上田晃一　大慈弥裕之　小川　令

【ぺパーズ】
PEPARS No.220/2025.4◆目次

「PEPARS®」とは Perspective Essential Plastic Aesthetic Reconstructive Surgery の頭文字より構成される造語．

患者さんのための リンパ浮腫外科的治療ガイドブック

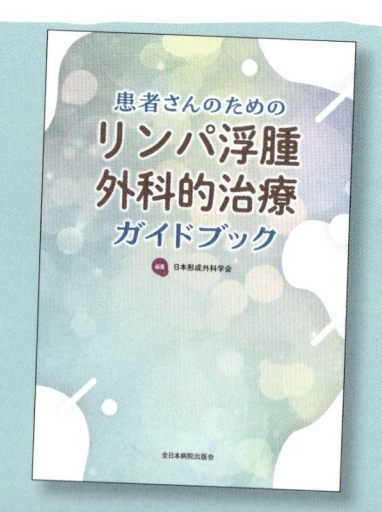

本文に入りきらないギモンは、
巻末の66個のQ&Aやコラムで解決！

リンパ浮腫の外科的治療には
どんな種類があるの？
もっとよく知りたい！
そんな患者さんのギモンに答える！！

編集 日本形成外科学会

2025年4月発行　138ページ
定価 2,970円（本体 2,700円+税）
ISBN：978-4-86519-829-4

全日本病院出版会
〒113-0033　東京都文京区本郷3-16-4　Tel：03-5689-5989
www.zenniti.com　　　　　　　　　　　　　　　Fax：03-5689-8030

PEPARS　No.220：1-11，2025

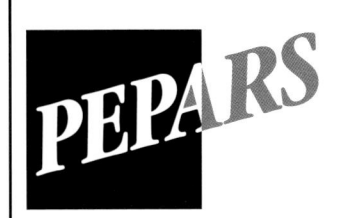

◆特集／手足先天異常　総まとめ BOOK

手足先天異常総論

発生と分類，外来や手術における基本事項

齊藤　晋*

Key Words：先天異常(congenital differences)，手(hand)，足(foot)，発生学(embryology)，分類法(classification)，診察(clinical)，X線(radiograph)

Abstract　　　手足の先天異常の患者を診療する医師が備えるべき発生学的知識や疾患の分類法について解説する．胚子期の後半，受精後3〜8週を器官形成期と呼ぶ．四肢の原基である肢芽の遠位に手板(下肢では足板)が形成され，プログラム細胞死によって指が形成される．手および足の形成過程では3方向の軸が存在し，遺伝子によって制御されている．近年，これらの発生学および遺伝学的知見を反映したOMT分類が提唱されている．
　　次に，外来診療を行うに際して押さえておくべき事項(検査，インフォームドコンセント，写真撮影方法，フォローアップ)や先天異常の手足の手術に共通にする事項(手術セッティングやドレッシング)について解説する．乳幼児では視診や触診により関節の状態や腱の機能を推定することができる．X線撮影は母指多指症では母指2方向を基本とするが，第1中手骨の内転が関与する疾患では手正面像が必要となる．術後のフォローアップでは，関節偏位や関節不安定の出現に注意する．

I．手足の発生学

　外来で手足先天性疾患の患者の診察をする際，患者本人または家族から疾患が生じた原因や遺伝性について問われることがある．各疾患の遺伝性については本誌の各論に委ねるが，手足がいつ，どのように形成されるかについては各疾患に共通している事項であるため，基本的知識として知っておきたい．

1．いつ手足ができるのか〜器官形成期

A．胚子とは

　まず妊娠における月経齢と発生学における受精齢を区別しておきたい．月経齢は最終月経初日から数える方法であり，標準的な妊娠期間は280日(40週)となる．一方，受精齢は受精日から起算する方法であり，月経齢から2週間遅れた起算となる点に注意する．発生学では受精齢を用いるが，受精後8週までを胚子期，9週以降を胎児期と呼ぶ．

B．器官形成期とは

　胚子期の後半(3〜8週)には重要な器官の原基が形成されることから，この時期を「器官形成期」と呼ぶ[1]．上肢の原基は上肢芽，下肢の原基は下肢芽である．これらは4週後半に現れる．外側は皮膚外胚葉で覆われ，内部には後に真皮や筋となる側板中胚葉や，未分化間葉細胞が含まれる．肢芽先端の外胚葉には肥厚が生じるが，これは外胚葉頂堤(apical ectodermal ridge；AER)と呼ばれ，肢芽の形成を制御する．受精後5週では魚のえらのような形をした手板や足板が形成され，それらへ神経が侵入する．この頃から大きな長管骨の軟骨化が始まり，7〜8週には指骨の軟骨化が進む．同時に指間の間葉細胞死(遺伝的にプログラムされた細胞死)が生じて指が形成されていく．骨化は胎児期に入った9週以降に始まる．

＊ Susumu SAITO，〒606-8507　京都市左京区聖護院川原町 54　京都大学形成外科，准教授

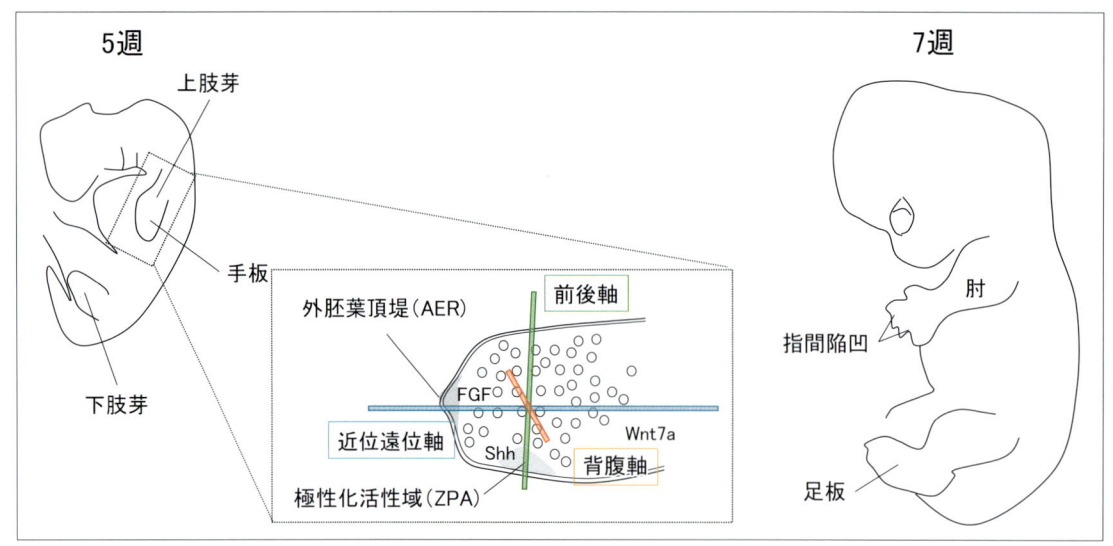

図 1. 器官形成期における手および足の発達
肢芽には 3 方向の軸が存在し，形成が制御されている．

2．手の器官形成を制御する機構

A．肢芽の発達における 3 つの軸

肢芽が伸びて手や指となるプロセスは三次元の発達である．肢芽には近位遠位軸・前後軸・背腹軸とそれぞれ直交する 3 つの軸が存在する（図1）．近位遠位軸は肩から手の方向，前後軸は母指から小指の方向，背腹軸は手背（伸側）から掌側（屈側）の方向である．

B．肢芽の発達を制御するメカニズム

近位遠位軸における肢芽の遠位方向への発達は AER により制御されている．AER から FGF 蛋白が分泌され，間葉細胞の増殖が促進される．骨の形成は AER 近傍に発現する Hox 遺伝子によって制御を受けている．前後軸の発達は肢芽後方の極性化活性域（zone of polarizing activity；ZPA）から分泌される Sonic hedgehog（Shh）蛋白により制御され，手の橈尺方向の形成が進む．背腹軸の発達は背側に発現した Wnt7a 蛋白が関与している．

Ⅱ．手先天異常疾患の分類法

1．手先天異常疾患の分類に関するアップデート

A．Swanson 分類

1960 年代から 1970 年にかけて Swanson, Entin, Barsky, O'Rahilly は上肢先天異常の分類法を提唱

した[2]．この分類法はⅠ．failure of formation of parts（形成障害），Ⅱ．failure of differentiation（separation）of parts（分化障害），Ⅲ．duplication（重複），Ⅳ．overgrowth（過成長），Ⅴ．undergrowth（低成長），Ⅵ．congenital constriction band syndrome（絞扼輪症候群），Ⅶ．generalized skeletal abnormalities（全身的な骨格異常）の 7 つのカテゴリで構成される．後にこの分類は国際手の外科学会連合（IFSSH）公認となり，IFSSH 分類となった．日本手外科学会は IFSSH 分類を継承しつつ，Ⅲ．duplication（重複）の次項目としてⅣ．abnormal induction of digital rays（指列誘導障害）を導入した分類法を提案した[3]．

B．Oberg, Manske, Tonkin（OMT）分類

Swanson 分類は 50 年間 IFSSH 公認の分類法として使用されてきたが，2000 年代に入り四肢の形成に関する発生学，遺伝学が進歩し，それらを反映する分類法が Oberg, Manske, Tonkin らにより提唱された[4]．それぞれの名前の頭文字取って OMT 分類と呼ばれる．この分類はⅠ．MALFORMATIONS，Ⅱ．DEFORMATIONS，Ⅲ．DYSPLASIAS，Ⅳ．SYNDROMES の 4 つの主要カテゴリから構成される（表1）．Ⅰ．MALFORMATIONS では，肢芽および手板の形成不全を 3 つの軸（近位遠位軸・前後軸・背腹軸）で分類する．

表 1. 手および上肢先天異常に対する OMT 分類

Ⅰ. MALFORMATIONS

A. Abnormal axis formation/differentiation-entire upper limb	**B. Abnormal axis formation/differentiation-hand plate**

A. Abnormal axis formation/differentiation-entire upper limb

1. Proximal-distal axis
   - ⅰ. Brachymelia with brachydactyly
   - ⅱ. Symbrachydactyly
     - a) Poland syndrome
     - b) Whole limb excluding Poland syndrome
   - ⅲ. Transverse deficiency
     - a) Amelia
     - b) Clavicular/scapular
     - c) Humeral (above elbow)
     - d) Forearm (below elbow)
     - e) Wrist (carpals absent/at level of proximal carpals/at level of distal carpals) (with forearm/arm involvement)
     - f) Metacarpal (with forearm/arm involvement)
     - g) Phalangeal (proximal/middle/distal) (with forearm/arm involvement)
   - ⅳ. Intersegmental deficiency
     - a) Proximal (humeral-rhizomelic)
     - b) Distal (forearm-mesomelic)
     - c) Total (Phocomelia)
   - ⅴ. Whole limb duplication/triplication
2. Radial-ulnar (anteroposterior) axis
   - ⅰ. Radial longitudinal deficiency-Thumb hypoplasia (with proximal limb involvement)
   - ⅱ. Ulnar longitudinal deficiency
   - ⅲ. Ulnar dimelia
   - ⅳ. Radioulnar synostosis
   - ⅴ. Congenital dislocation of the radial head
   - ⅵ. Humeroradial synostosis-Elbow ankyloses
3. Dorsal-ventral axis
   - ⅰ. Ventral dimelia
     - a) Furhmann/Al-Awadi/Raas-Rothschild syndromes
     - b) Nail Patella syndrome
   - ⅱ. Absent/hypoplastic extensor/flexor muscles
4. Unspecified axis
   - ⅰ. Shoulder
     - a) Undescended (Sprengel)
     - b) Abnormal shoulder muscles
     - c) Not otherwise specified
   - ⅱ. Arthrogryposis

B. Abnormal axis formation/differentiation-hand plate

1. Proximal-distal axis
   - ⅰ. Brachydactyly (no forearm/arm involvement)
   - ⅱ. Symbrachydactyly (no forearm/arm involvement)
   - ⅲ. Transverse deficiency (no forearm/arm involvement)
     - a) Wrist (carpals absent/at level of proximal carpals/at level of distal carpals)
     - b) Metacarpal
     - c) Phalangeal (proximal/middle/distal)
2. Radial-ulnar (anteroposterior) axis
   - ⅰ. Radial deficiency (thumb-no forearm/arm involvement)
   - ⅱ. Ulnar deficiency (no forearm/arm involvement)
   - ⅲ. Radial polydactyly
   - ⅳ. Triphalangeal thumb
   - ⅴ. Ulnar dimelia (mirror hand-no forearm/arm involvement)
   - ⅵ. Ulnar polydactyly
3. Dorsal-ventral axis
   - ⅰ. Dorsal dimelia (palmar nail)
   - ⅱ. Ventral (palmar) dimelia (including hypoplastic/aplastic nail)
4. Unspecified axis
   - ⅰ. Soft tissue
     - a) Syndactyly
     - b) Camptodactyly
     - c) Thumb in palm deformity
     - d) Distal arthrogryposis
   - ⅱ. Skeletal deficiency
     - a) Clinodactyly
     - b) Kirner's deformity
     - c) Synostosis/symphalangism (carpal/metacarpal/phalangeal)
   - ⅲ. Complex
     - a) Complex syndactyly
     - b) Synpolydactyly-central
     - c) Cleft hand
     - d) Apert hand
     - e) Not otherwise specified

※次ページに続きがあります.

（文献 4 より引用）

例えば，橈側列形成障害は肢芽の前後軸における形成不全であり，短合指症は肢芽の近位遠位軸における形成不全である．母指多指症は手板の前後軸における形成不全である．合指症，裂手，屈指症は，Ⅰ. MALFORMATIONS の軸の特定できないグループに属する．先天性絞扼輪症候群は Ⅱ. DEFORMATIONS に，巨指症はⅢ. DYSPLASIAS に含まれる．OMT 分類は Swanson 分類に代わって IFSSH 公認の分類法として採用された．

表1のつづき. 手および上肢先天異常に対するOMT分類

Ⅱ. DEFORMATIONS

A. Constriction ring sequence
B. Trigger digits
C. Not otherwise specified

Ⅲ. DYSPLASIAS

A. Hypertrophy
　1. Whole limb
　　ⅰ. Hemihypertrophy
　　ⅱ. Aberrant flexor/extensor/intrinsic muscle
　2. Partial limb
　　ⅰ. Macrodactyly
　　ⅱ. Aberrant intrinsic muscles of hand
B. Tumorous conditions
　1. Vascular
　　ⅰ. Hemangioma
　　ⅱ. Malformation
　　ⅲ. Others
　2. Neurological
　　ⅰ. Neurofibromatosis
　　ⅱ. Others
　3. Connective tissue
　　ⅰ. Juvenile aponeurotic fibroma
　　ⅱ. Infantile digital fibroma
　　ⅲ. Others
　4. Skeletal
　　ⅰ. Osteochondromatosis
　　ⅱ. Enchondromatosis
　　ⅲ. Fibrous dysplasia
　　ⅳ. Epiphyseal abnormalities
　　ⅴ. Others

Ⅳ. SYNDROMES

A. Specified
　1. Apert
　2. Arthrogryposis
　3. Baller–Gerold
　4. Bardet–Biedl
　5. Brachmann–de Lange
　6. Carpenter
　7. Catel–Manzke
　8. Constriction band
　9. Crouzon
　10. Distal arthrogryposis
　11. Down
　12. Ectrodactyly–Ectodermal Dysplasia–Clefting
　13. Fanconi Pancytopenia
　14. Fuhrmann and Al–Awadi
　15. Goltz
　16. Gorlin
　17. Greig Cephalopolysyndactyly
　18. Hadju–Cheney
　19. Holt–Oram
　20. Larsen
　21. Leri–Weill Dyschondrosteosis
　22. Levy–Hollister
　23. Moebius sequence
　24. Multiple Synostoses
　25. Nager
　26. Nail–Patella
　27. Noonan
　28. Oculo–Auriculo–Vertebral spectrum (Goldenhar syndrome)
　29. Oculodentodigital
　30. Oral–Facial–Digital
　31. Oto–Palato–Digital
　32. Pallister–Hall
　33. Pfeiffer
　34. Poland sequence
　35. Proteus
　36. Roberts–SC Phocomelia
　37. Rothmund–Thomson
　38. Rubinstein–Taybi
　39. Saethre–Chotzen
　40. Thrombocytopenia Absent Radius
　41. Townes–Brock
　42. Tricho–Rhino–Phalangeal
　43. Ulnar–Mammary
　44. VACTERLS association
B. Others

(文献4より引用)

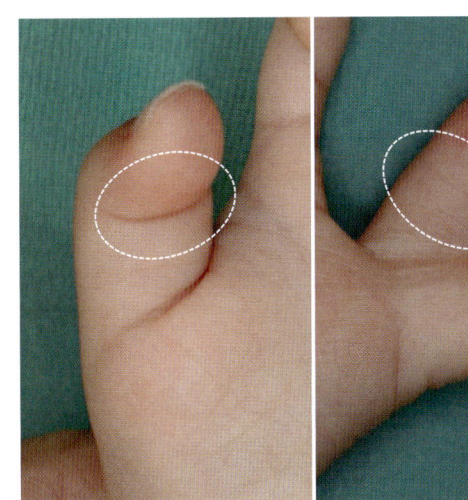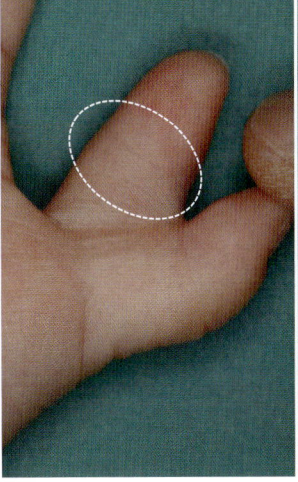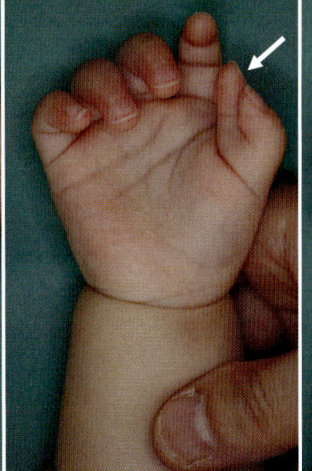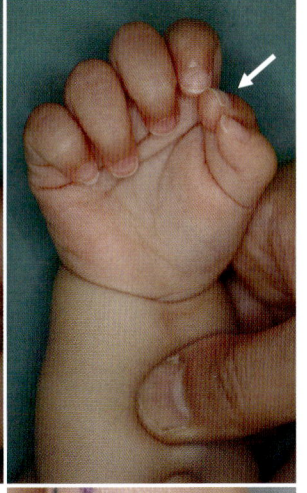

<u>a</u>|<u>b</u>|<u>c</u>|<u>d</u>
　　　<u>e</u>

図 2.
母指多指症の視診における注意点
　　a：健常側の母指．皮線は明らかである（破線丸内）．
　　b：母指多指症の尺側母指では皮線が不明瞭であるが存在はする
　　　（破線丸内）．
　　c，d：前腕部で長母指屈筋腱を圧迫するとIP関節に屈曲を確認で
　　　きるが，健常側には劣る（矢印）．
　　e：術中所見では長母指屈筋腱が周囲と線維性に結合（矢頭）してお
　　　り，自由な滑走が制限されていた．

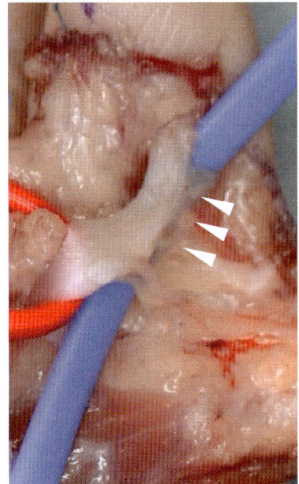

III．外来診療を行うに際して押さえておくべき事項

1．診　察

A．視診と触診

　手足の先天異常を持つ患者のほとんどは乳幼児であるため，患者から機能障害を問診することは難しい．代わりに視診・触診から機能障害を推定する．例えば，皮（皺）線は関節の可動性に関する情報を提供する．例えば，横軸形成不全症（短合指症）における皮線の消失または不明瞭な線は指節骨間癒合症の合併を疑う．母指多指症の皮線が不明瞭であれば，長母指屈筋腱の滑走を制限する解剖学的因子の存在を疑う（図2）．全身麻酔下で前腕を圧迫すれば屈筋腱の作用を確認することができる．爪の形態にも注意したい．対称でない爪はその深部の骨軟部組織の非対称性を示唆する．この非対称性は術後の関節偏位のリスクファクターとなる．

B．術後のフォローアップと写真撮影

　術後経過観察では整容面や機能面での評価を行う．整容面の評価では，健常側と一緒に1枚の写真に収めることによりサイズや形態を比較することができる．乳幼児期はボタンのあるおもちゃなどを与えて，把持する状態やボタンを押す動作などを確認するのがよい（図3）．就学直前になると患者は医療者の指示に従って動作を行うことができるため，機能的な状態を指示して写真に記録することが望ましい．沢山の写真を撮影することは難しいため，母指の屈曲・伸展・対立の状態を記録する．Wassel V型やVI型の術後などはMP関

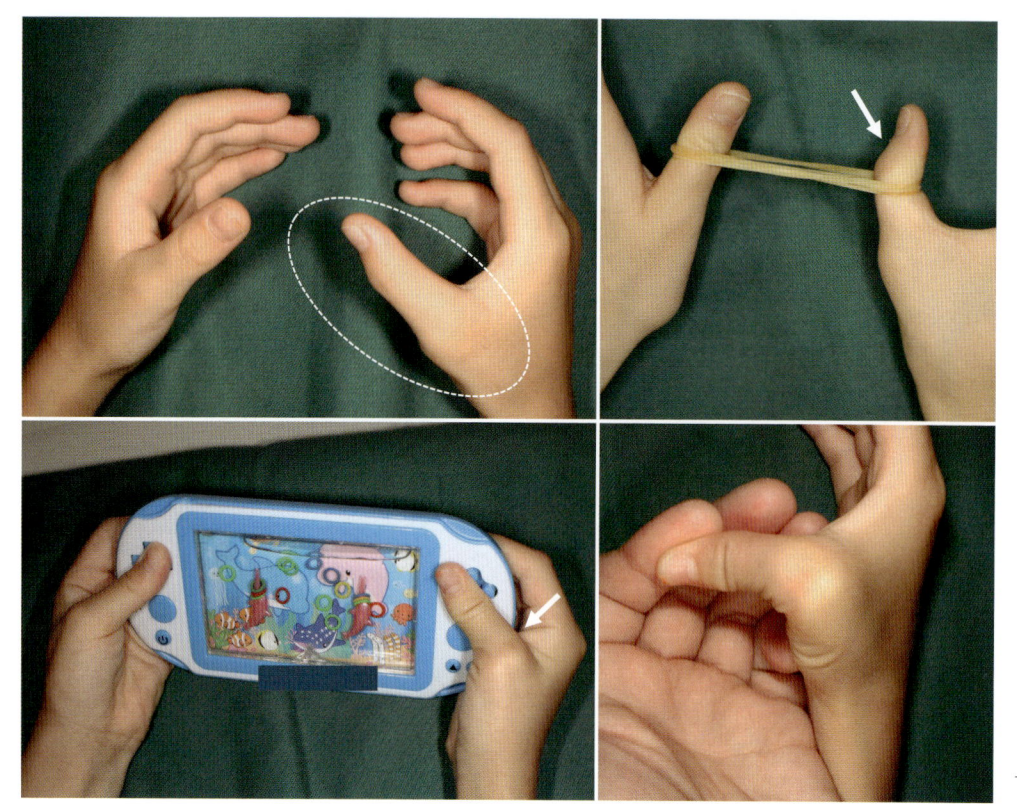

図 3. 右母指多指症の術後経過観察における写真撮影
a：両側母指の状態. 術後の母指は一見すると異常を認めない(破線丸内).
b：母指に輪ゴムをかけて引っ張り合いをしてもらうと, 右母指のみ IP 関節が屈曲す
　る(矢印). MP 関節が不安定であるため, 長母指屈筋腱の力で牽引力に抵抗しよう
　としている.
c：玩具を用いた診察の例. MP 関節の橈側偏位が認められる(矢印).
d：MP 関節のストレス撮影

節の不安定性や橈側偏位が問題となる[5]. そのようような患者については, 筆者は伸展位の母指にゴムをかけて互いに尺側に牽引することによって, 母指 MP 関節の亜脱臼や IP 関節の屈曲を確認している. MP 関節に不安定性が存在すると, 患者は IP 関節を屈曲させて(長母指屈筋腱で)牽引力に抵抗しようとする(図3).

2. 検 査

A. X 線検査

手足先天異常では X 線検査は必須である. まず基本として各年齢における正常な手の X 線所見を押さえたい. 骨端線(成長軟骨)を骨折と見誤ってはいけない. 正常な手・足における骨端線および二次骨核の位置は知っておくべきである. 母指多指症では母指 2 方向を撮影する(図4). 母指多指症に対して手正面像のみ撮影されている症例をしばしば見かけるが, 手正面像では MP 関節や IP 関節の関節偏位や骨の形態を評価することはできない. 一方, Wassel V 型や VI 型では第 1 中手骨の内転を合併することがあるため, 手正面像の追加が望ましい. 母指形成不全症でも MP 関節の不安定性が問題となる. スチレン製コーンを把持してコーンの長軸から X 線撮影することによって, 生理的な中手骨間の開大が行われているか, または MP 関節が偏位して第 1 指間の狭小化を代償しているかを判断できる[6]. 三指節骨は 1 歳を過ぎてから明らかになる. 1 歳未満では, 末節骨と基節骨間の間隙が広い場合に三指節骨の存在を疑う. 斜指症では C の字のようにカーブした骨端線を認める. これは Bracket epiphysis と呼ばれる(図

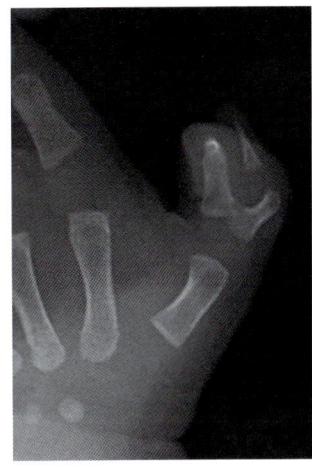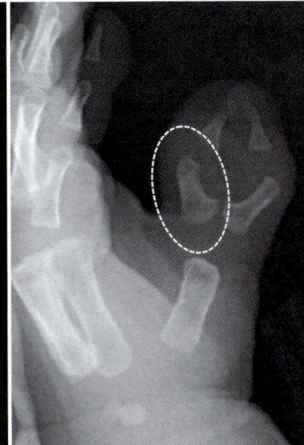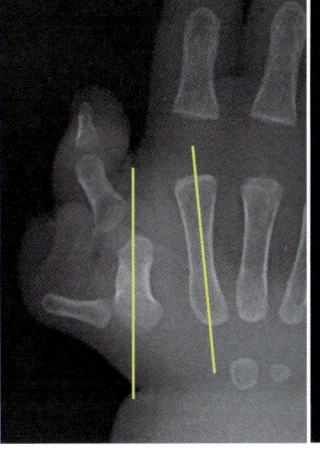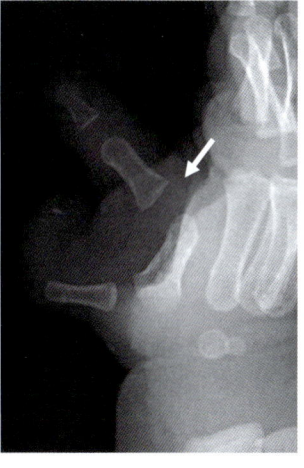

a | b | c | d

図 4. 母指多指症の X 線像
　a：手正面像. 母指のアライメントを確認することはできない.
　b：図 a の母指正面像. アライメント不整や骨形態異常（破線丸内）を確認することができる.
　c：手正面像. Wassel Ⅵ型母指多指症に第 1 中手骨の内転が合併している（黄色線）.
　d：図 c の母指正面像. MP 関節が橈側に亜脱臼（矢印）していることがわかる.

a | b

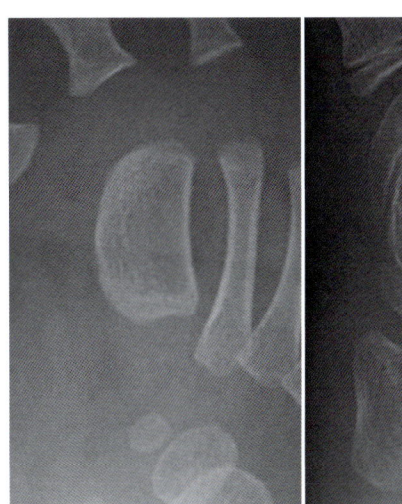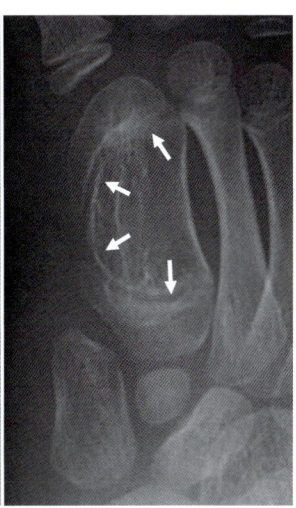

図 5.
Bracket epiphysis の例
　a：第 1 中足骨は舟形の形態をしている（0 歳）.
　b：図 a の 4 年後の状態（4 歳）. C の形をした Bracket epiphysis（矢印）を確認できる.

5）. 多指（趾）症や複雑型（骨性）合指（趾）症でも Bracket epiphysis を認めることがある. Bracket epiphysis は後々関節の偏位を生じさせるため, 術前に把握することが望ましい. 1 歳未満では骨端線が明らかではないため, 舟形の骨を認める場合には Bracket epiphysis の存在を疑う.

　術後も定期的フォローアップの際に X 線撮影を行う. 母指多指症については両側母指 2 方向を撮影する. 同一規格で撮影を継続することにより, 関節の偏位や骨の形態変化を評価することが

できる. 関節の偏位の増悪があれば外科的介入とその時期を検討する. 経過中, 指節骨の非対称性が改善することがあるが, 形態が対称的に変化することは軟部組織の力学的バランスが改善していることを意味する.

B．超音波検査や MRI 検査

　超音波検査は非侵襲かつ簡便でベッドサイドで利用できるため, 乳幼児の軟部組織の評価には便利であるが, 得られた画像の客観性が乏しいことが欠点である. プローブの位置や撮影モード

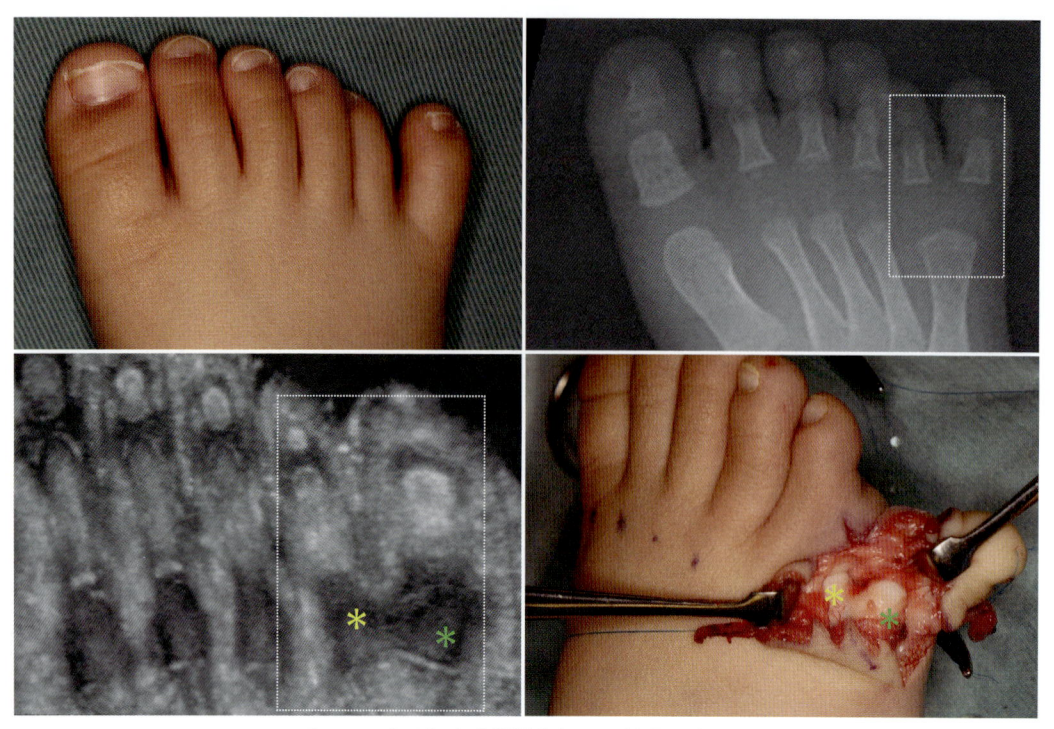

図 6. 三次元超音波撮影を行った軸後性多趾症

a：外観
b：X 線．MTP 関節での分岐を認める．
c：三次元超音波画像．中足骨は2つの骨頭を持つことがわかる（＊）．
d：術中所見．超音波で確認された2つの骨頭が認められる．

a	b
c	d

（ズーム率や焦点深度）を規格化して左右を比較するのがよい．エコー機器に三次元モードが備わっていれば，スキャンすることにより関心領域全体を多方向から評価できる．筆者らはカスタムしたムーバーにプローブを取り付けて三次元撮影を行っている．通常のエコーでは観察できない手や足の水平断を観察できる利点がある．母指球筋の低形成[7]や軟骨の状態（図6）を把握することができる．

　MRI は内在筋や腱走行，軟骨の評価に適している．乳幼児では小児科医などによる鎮静下で行うことが必須である．母指多指症や母指形成不全症では母指球筋の低形成や長母指屈筋腱の異常走行，巨指症では腫大した脂肪組織や神経血管束との関係，屈指症では浅指屈筋腱や内在筋の異常などを確認することができる．

3．診断およびインフォームドコンセント

A．患者家族へのインフォームドコンセント

　合指症や母指多指症，裂手裂足については紹介元である産科や小児科で診断を受けていることが多い．鑑別を要するものとして，先天性握り母指症と強剛母指症，先天性絞扼輪症候群と横軸形成障害（短合指症）がある．鑑別が難しい場合，小児の手を専門とする医師に意見を求めるのがよい．外来ではしばしば患者家族から遺伝性について聞かれる．各疾患の遺伝性については疾患各論に委ねるが，大学病院や小児病院では遺伝相談の専門外来を設置していることが多く．それを利用するのもよい．

　手や足の形態異常が注目されるが，解剖学的異常についても説明しておきたい．例えば，合指症では癒合していることが注目され，分離によって健常な指として機能するように思われがちである．また，母指多指症では過剰な母指を切除すれ

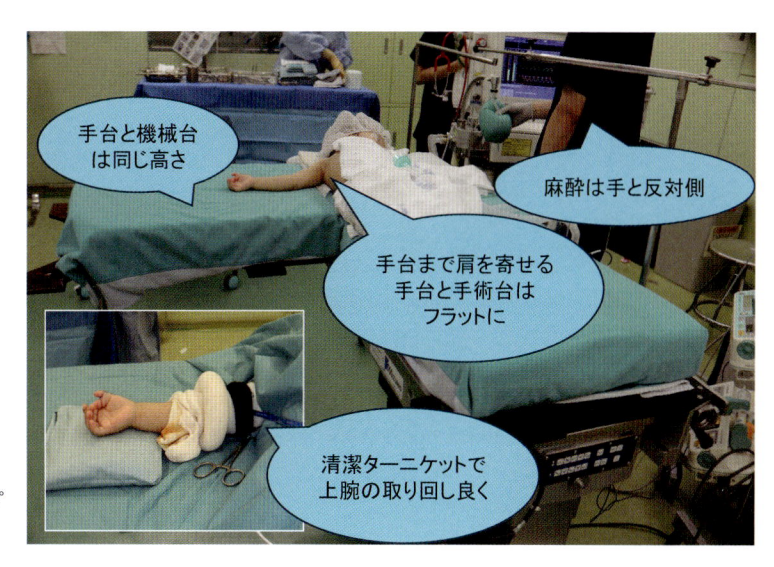

図 7.
手術セットアップ

ば，もう一方の母指が健常に機能すると思われがちである．基礎に解剖学的異常が存在すること，機能的な障害や二次変形が生じ得ることについて説明しておく．

B．患者本人へのインフォームドコンセント

患者が小学生くらいになると自身の手や足の形態について関心を持つようになる．こどもに対して両親が病気についてどのように説明しているかについては，家族間で異なる．幼少時から疾患について説明している家族がいる一方で，成長するまで疾患について伏せている（小さい頃のけがと説明しているなど）家族もある．筆者は，長期フォローアップしている患者については診察を繰り返すうちに自身の病気について認識するようになるため，本人が希望すれば手術内容について説明するようにしている．その際，患者本人が小さい身体で全身麻酔手術を頑張ったこと，ご家族が付き添ったことを伝えるようにしている．

長期フォローアップされずに，物心がついた頃に二次変形が生じて初めて来院される患者で，疾患について家族より説明を受けていない場合は，インフォームドコンセントがしばしば問題となる．二次変形の治療を行うためには，変形を生じた主原因として解剖学的異常があることを認識する必要があり，先天性疾患であることの説明を避けて治療を進めることはできない．成人では疾患について説明を行うが，未成年については家族の意見を踏まえてどのような表現で説明するかを考えている．

Ⅳ．先天異常手の手術に関わる共通事項

1．手術セッティング

A．透　視

まず透視を用いるか用いないかで配置が異なる．透視は取り回しのクリアランスが必要となるため，透視を使用する場合には透視機器の周囲に十分にスペースを確保する必要がある．近年は小型の手用透視機器が販売されており，筆者らの施設でもそれを使用している．

B．麻酔器および手台

麻酔器の位置については，右手の場合は左側，左手の場合は右側，足の場合は頭側となる．手の手術では手台を使用する．手台の高さは術者の好みに依存するが，一般的には椅子に座った際の肘の高さとなる．手台を設置したら，手台にぐらつきやクランプの緩みがないかを確認する．手台の高さが決まったら，器械台とも高さを合わせることにより清潔度を保つ（図7）．助手については，術者よりも少し目線が高い位置がよい．手の手術の場合は，肩に貼付した電極パッドが消毒エリアに入ることがある．あらかじめ電極内に消毒が入らないように透明フィルムなどでカバーする．

C．尿の管理

尿の管理については，短時間であれば採尿パッ

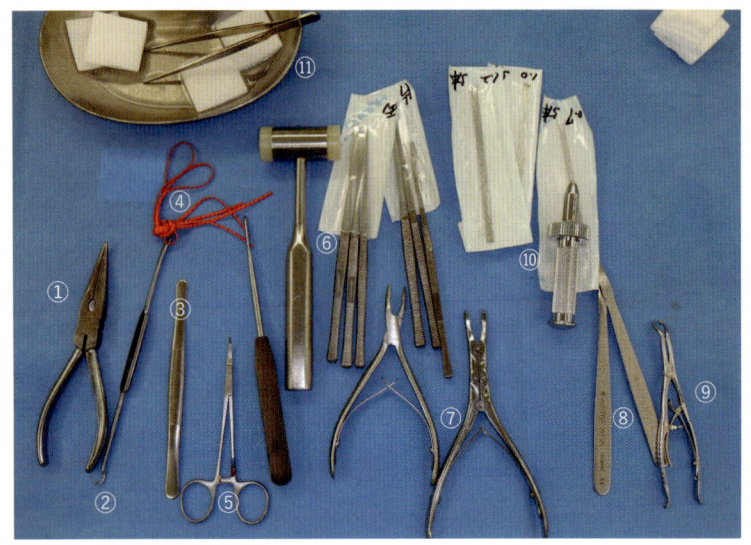

図 8.
小児手術で用いる鋼製小物一式
① ラジオペンチ
② フック状剝離子(通称はてな鈎)
③ 骨膜剝離子
④ 血管テープ
⑤ 繊細モスキートペアン
⑥ 両刃および片刃ノミと鎚
⑦ リュウエル
⑧ 手用エレバトリウム
⑨ 骨鉗子
⑩ ピンバイスおよびキルシュナー鋼線
⑪ 塩化ベンザルコニウム消毒液

ドを当てるが,長時間の場合は膀胱カテーテルを留置する.足の手術の場合,筆者の施設では採尿パッドが大腿部に接するため,採尿パッドを逆方向にして,パウチが腹部方向になるように当てている.バイポーラーなどの電気機器やターニケット機器の設置については施設ごとにルールがあるため割愛するが,医療安全の観点から配置を考える必要があるだろう.ターニケット機器については術者の視野に入る場所に設置することにより,駆血圧や時間の確認をすることができる.

D.消毒および覆布がけ

筆者の施設では原則上肢または下肢全体をヨード系消毒剤で消毒し,繊細な切開を必要とする患部については執刀前に塩化ベンザルコニウムで消毒を追加し,皮膚の色を確認できる状態としている.覆布がけについては施設ごとに使用物品やルールが異なるため詳細は割愛するが,上肢または下肢全体を消毒し,滅菌したターニケットを使用することにより,上肢および下肢を自由に動かすことができる(図7).滅菌ターニケットを使用しない場合,覆布がけを肘または膝から行うことになるため,手や足を動かす場合に覆布によって制限されやすくなる.特に手背や足内側から足底を操作する場合には,上肢および下肢が自由に可動する方がよい.

麻酔エリアとの境界に離被架(リヒカ)を立て

る.覆布がけが完了した後は,常に患者の頭および顔の位置を意識する.ターニケット,バイポーラー,ドリルなどのコード類を顔面の上に置かないように注意する.

2.手術器械

手術器械については施設ごとに異なるが,参考までに筆者の施設で用いている鋼製小物を供覧する(図8).

3.ドレッシング

ドレッシングや外固定方法については施設によって方法が異なると思われるが,参考までに筆者の施設の方法を供覧する(図9).ゲンタマイシン軟膏およびフラジオマイシン硫酸塩貼付剤(ソフラチュール®)を貼付した後,指間ガーゼと伸縮包帯を巻き,バルキードレッシングとする.上腕から手(足)先までギプス固定を行う.ギプス先端は蓋をするが,蓋を開ければ患部の血流やキルシュナー鋼線の状態が確認できるようにしておく.退院後は家族に1日1回の観察を指導し,異変があれば連絡するように指示している.特に乳幼児はよく動くためキルシュナー鋼線が抜けてくることが多く,日々の観察は重要である.ギプス固定後はストッキネットを用いた吊り輪で固定し,ギプスの抜けを予防する.

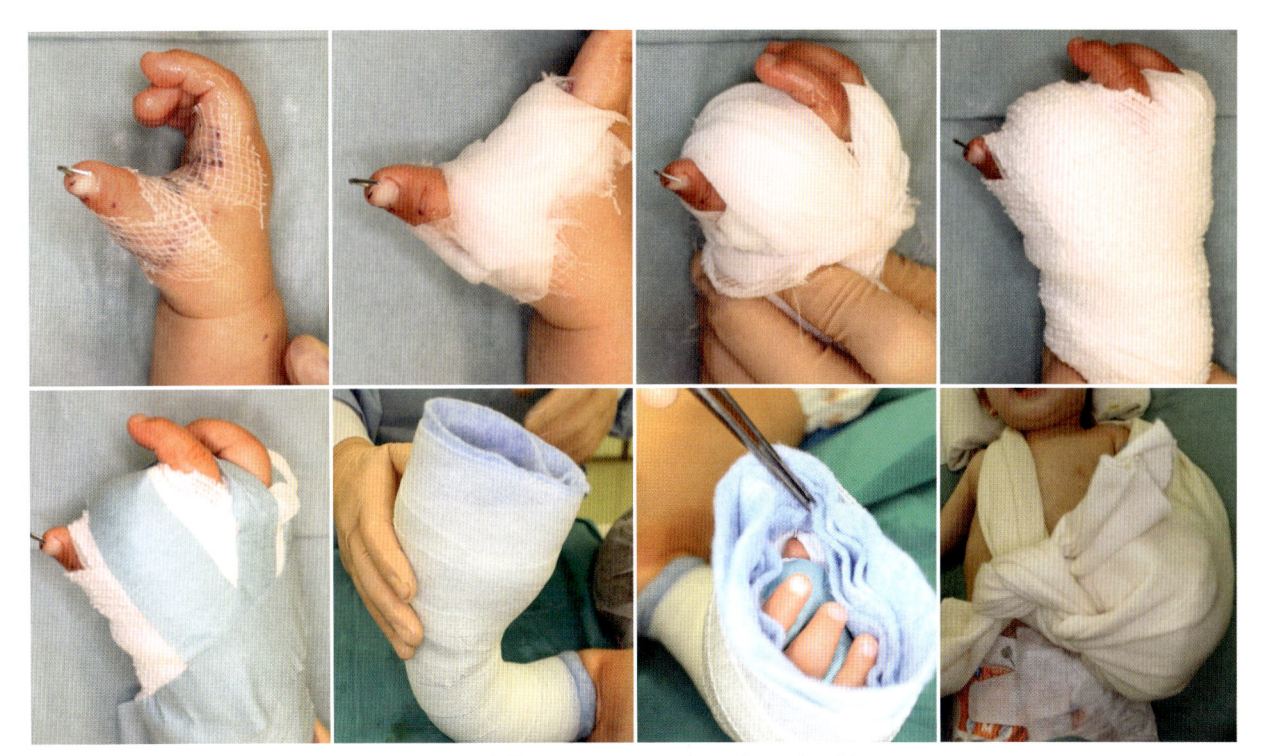

図 9. 術後のドレッシングとギプス固定の例

参考文献

1) 塩田浩平：運動器系(骨格と筋). カラー図解人体発生学講義ノート 第2版. 104-119, 金芳堂, 2020.

2) Swanson, A. B. : Classification of congenital upper limb anomalies : towards improved communication, diagnosis, and discovery. J Hand Surg Am. **1** : 8-22, 1976.

3) Iba, K., et al. : Congenital Hand Committee of Japanese Society for Surgery of the Hand. The Classification of Swanson for Congenital Anomalies of Upper Limb Modified by the Japanese Society for Surgery of the Hand(JSSH). Hand Surg. **20** : 237-250, 2015.

4) Oberg, K. S. : Classification of congenital upper limb anomalies : towards improved communication, diagnosis, and discovery. J Hand Surg Eur. **44** : 4-14, 2019.
   Summary OMT分類について記載されている.

5) Saito, S., et al. : Soft tissue abnormalities in Wassel Type Ⅵ radial polydactyly : a detailed anatomical study. J Hand Surg Eur. **46** : 352-359, 2021.
   Summary Wassel Ⅵ型母指多指症における母指球筋について詳細に解析されている.

6) Takagi, T., et al. : A radiographic method for evaluation of the index-hypoplastic thumb angle. J Hand Surg Am. **37** : 2320-2324, 2012.
   Summary 母指形成不全症に合併するMP関節不安定性に対して, スチレン製コーンを用いたX線撮影と計測法について記載されている.

7) Saito, S., et al. : Thenar dysplasia in radial polydactyly depends on the level of bifurcation. Plast Reconstr Surg. **141** : 85e-90e, 2018.
   Summary 母指多指症において, 母指の発達の程度にかかわらず短母指外転筋と短母指屈筋の局在が分岐高位に依存することを述べた.

PEPARS No.220：12-18，2025

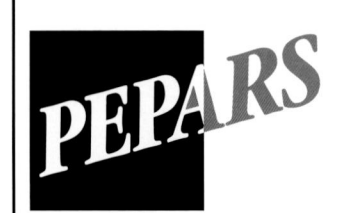

◆特集／手足先天異常　総まとめ BOOK

手足先天異常各論

合指症

西村　礼司*

Key Words：合指症(syndactyly)，指列誘導障害(abnormal induction of digital rays)，指間分離(syndactyly release)

Abstract　　合指症は病的に指間が連続している状態を指し，複数の病態を含んでいる．先天性の合指症は，指列が発生する過程で指間細胞のアポトーシスが生じなかった結果と考えられている．いずれの指間にも生じるが，中環指間に最も多い．臨床上は，皮膚性／骨性と不全／完全の分類が有用である．指の独立運動を可能とし整容的にも改善するために，指間を分離する．手術時期は1～2歳が一般的である．指間分離手術では，掌側の切開をジグザグとし，指間底部は皮弁で被覆し，指間側面の皮膚欠損には通常植皮を行う．非常に多数の指間分離法が報告されており，標準的な術式は確立していない．術式選択における基本は，術後に指間の再上昇と瘢痕拘縮による変形／指の運動障害を生じないことである．その上で整容面の改善も重要となる．

Ⅰ．定　義

　合指症とは，文字通り複数の指が合わさっている異常である[1]．英語の Syndactyly という名詞は，ギリシャ語で合わさることを意味する"syn"と指を意味する"daktylos"から生まれている．

Ⅱ．病態・疫学

　合指症では2本以上の隣接する指が癒合しており，関与する指，指間癒合の範囲，骨性癒合の有無，などの違いにより多様な病態が見られる．いずれの指間にも生じ得るが，中環指間に最も多い．30～50％で両側に見られる[2]．手の先天異常の中で最も頻度の高い疾患の1つであり，およそ1,000～3,000出生に1人の頻度で見られる[2][3]．男性に多く，黒人より白人に多い．およそ30％で浸透度が不完全で表現度が多様な常染色体顕性遺伝（優性遺伝）を示す[3]．

Ⅲ．病　因

　狭義の合指症は，個体発生時に指間細胞のアポトーシスが起こらなかった結果，生じる．手の発生過程では，受精後6週に指板内で指放線が形成され，その後，指放線の間でアポトーシスが生じ

*　Reiji NISHIMURA，〒105-8471　東京都港区西新橋 3-19-18　東京慈恵会医科大学形成外科，准教授

て指間が形成される．この指列が形成される時期に何らかの異常が起きることで，合指症，中央列多指症，裂手症が生じると考えられている[4]．このため，日本手外科学会の分類で合指症は指列誘導障害に含まれる．OMT 分類（「手足先天異常総論：発生と分類，外来や手術における基本事項」p.2〜4『1．手先天異常疾患の分類に関するアップデート』参照）では，Ⅰ-B-4(後期の四肢発生異常のうち，異常の生じた軸が不明瞭なもの)に分類される[5]．

広義の合指症は，単に指間が異常に連続している状態を指すため，複数の病態を含んでいる．指列誘導障害に起因する狭義の合指症に加えて，横軸形成障害に伴う合短指，絞扼輪症候群に伴う先端合指，症候群の部分症としての合指症が挙げられる．加えて，皮膚の熱傷や炎症により後天的に生じる場合もある．したがって合指症は1つの疾患として扱うのではなく，これらの機序によって区分すべきである[2]．

本稿では，指列誘導障害に含まれる狭義の合指症について述べる．

Ⅳ．鑑別診断

1．合短指症

横軸形成障害のスペクトラムの中で，示指から小指にかけての中節骨短縮もしくは欠損による指の短縮と皮膚性合指を呈するものがある．（p.61〜68「手足先天異常各論：横軸形成障害」参照）

2．尖端合指症

絞扼輪症候群の表現型の1つとして指尖部の合指症がある．典型例では近位の指間に瘻孔状の開窓部を伴っている．（p.69〜78「手足先天異常各論：先天性絞扼輪症候群」を参照）

3．症候群に伴う合指症

合指症を伴う症候群として，尖頭合指趾症，Goltz 症候群，口顔指症候群，眼歯指症候群などが存在する．

Ⅴ．歴 史

医学文献上における合指症は，癒合指，水掻き指，靴下指など，複数の同義語が用いられたものの，その疾患概念はかなり早い時期に確立されたと考えられている．合指症に関する最初の文献を同定することはできなかったが，少なくとも中世ヨーロッパにはスペインの外科医 Al-Zahrawi Abulcasis(936〜1013年)が合指症を報告している[6]．

Ⅵ．分 類

合指症の分類は複数あるものの，骨性連続の有無による皮膚性/骨性の分類と，指間の高さによる不全/完全の分類が，実用的であるため臨床で広く用いられている．一般的に骨性に比べて皮膚性の方が整容的にも機能的にもよい術後結果が期待できる．

「皮膚性合指」は皮膚と軟部組織のみで指間が連続しているものを指し，「骨性合指」は骨もしくは軟骨も連続しているものを指す．英語圏では，皮膚性を Simple，骨性を Complex と呼ぶ．「不全合指」は指間が上昇しているものの側爪郭が独立しているものを指し，「完全合指」は側爪郭レベルまで連続しているものを指す．同様の臨床分類として，Simple：皮膚と軟部組織のみが連続しているもの，Complex：骨や爪甲が連続しているもの，Complicated：複雑な骨癒合/指間に異常な骨/筋/神経が介在，とする分類[7]8] も報告されている．また，Temtamy-McKusick 分類では遺伝情報と形態を組み合わせて9つの表現型に分類され，主に基礎研究で広く用いられている[6]．

合指症を診断する際には，必ず患肢全体を肩まで診察し，両足と健側の手も確認して他に異常所見を伴っていないことを確認すべきである．単純X線は診断に必須であり，骨性合指の有無に加えて，異常骨や指骨アライメントの乱れがないかを確認する．

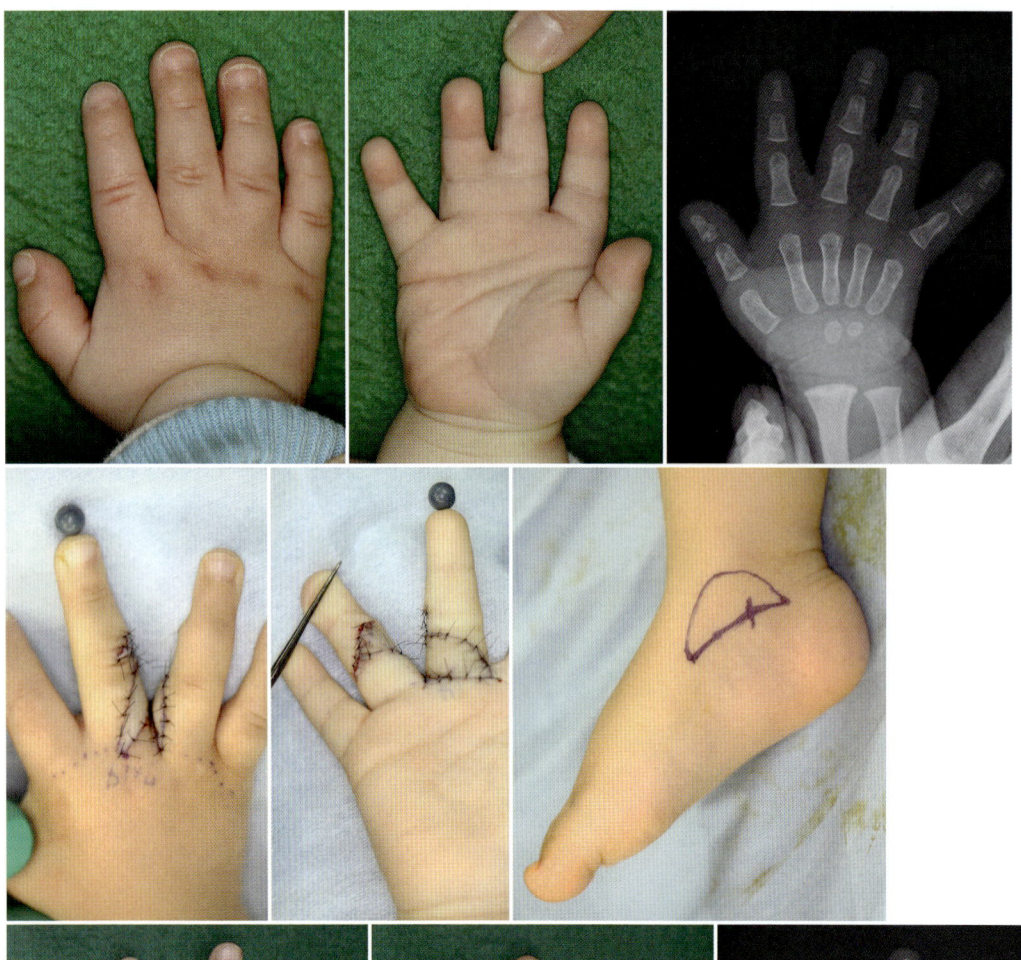

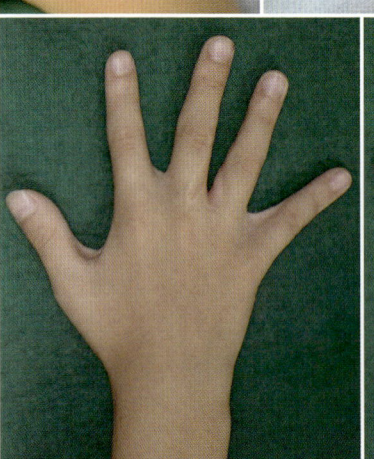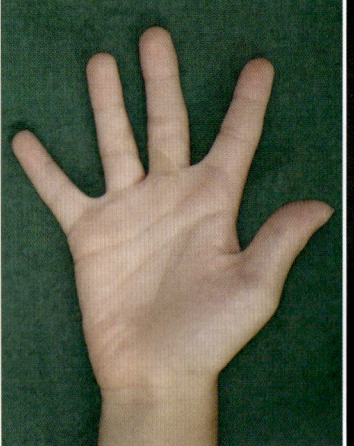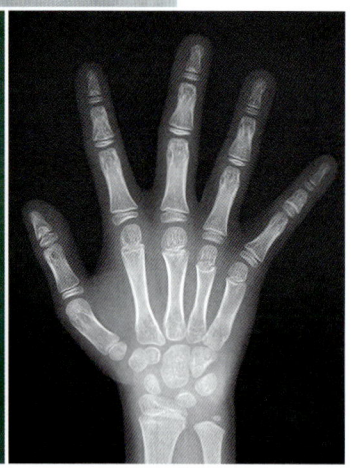

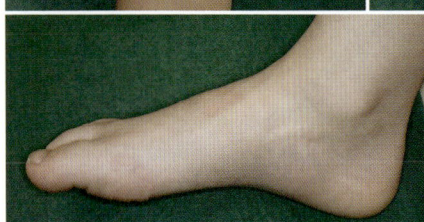

a	b	c
d	e	f
g	h	i
j		

図 1.

皮膚性合指の例

　a，b：1歳，女児．右中環指間に不全合指を認める．

　c：単純 X 線で骨性の連続は認めず，指節骨の変形も伴っていないため，皮膚性合指と診断した．

　d：生後1歳半で指間分離を行った．指間の底部は背側矩形弁により形成した．

　e：掌側三角弁で環指側の指間を被覆し，中指側の指間には植皮を行った．

　f：皮膚は足関節内顆下方から全層で採取した．

　g，h：術後8年経過，9歳時の所見．指間の上昇はなく，指間の拘縮もない．わずかながら，皮弁部，植皮部と周囲の皮膚との間に色調の違いがある．

　i：単純 X 線で異常を認めない．

　j：皮膚採取部の瘢痕は目立たない．

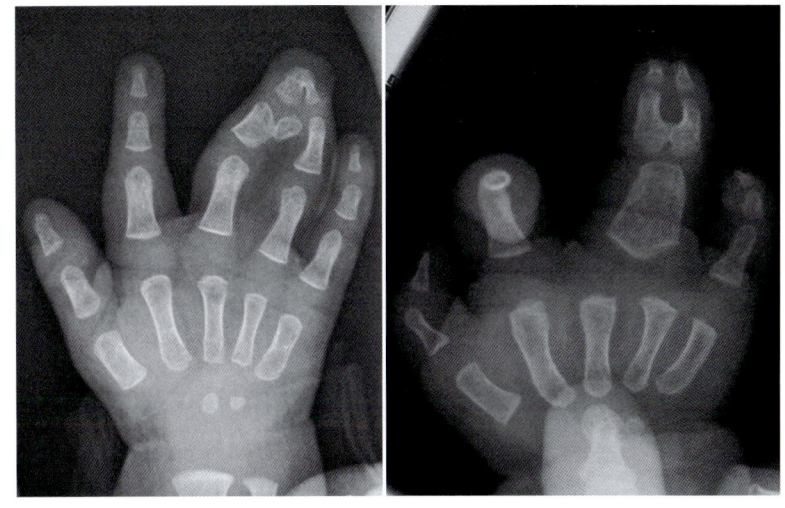

a | b

図 2. 骨性合指の例

骨性合指症の例として単純 X 線像を 2 例示す．骨性合指症には多様なバリエーションがあり，指間分離をすべきかどうか意見が分かれる例も少なくない．技術的に分離できることと，分離した方がよい結果が得られることは別である．

a：生後 10 か月．末節骨の連続と中節骨間の過剰骨を認める．このような例では，早期に指間分離をした方が機能的にも整容的にも改善が期待できる．

b：生後 7 か月．基節骨全長と中節骨基部が骨性に連続している．このような例では，指間を分離しない方が機能的によいと推測する．

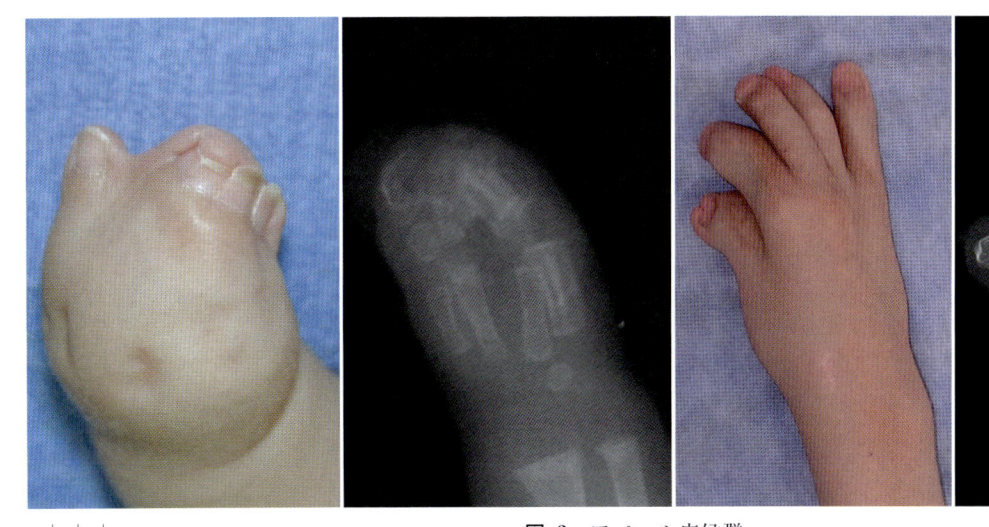

a | b | c | d

図 3. アペール症候群

a，b：Upton 分類 3 型のアペールハンド，0 歳時の所見(a)と X 線写真(b)を示す．全指間が癒合している．

c，d：指間分離後 10 年の所見．アペール症候群に伴う指節間癒合を認める．MP 関節での独立運動は保たれている．

VII. 治 療

1．手術適応

大部分の合指症は手術適応である．通常，連続した指を分離することで各指が独立運動できるよ

うになり，機能的にも整容的にも大きな改善が得られる(図 1)．機能障害を伴わない軽度の指間上昇については，本人や家族の希望に基づいて相対的に手術適応が判断される．また骨性合指では，指間を分離することが関節の不安定性や指骨アラ

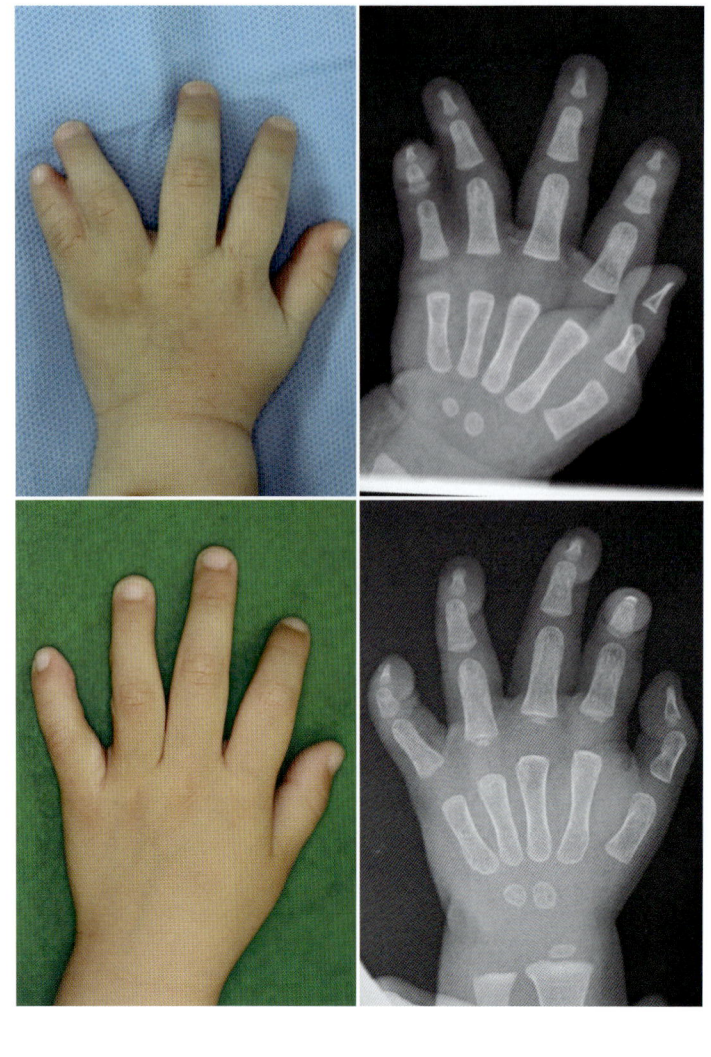

a | b
c | d

図 4.
合指に伴う指骨の弯曲
　a，b：環小指間の皮膚性合指症．生
　　　後半年の時点で環指が尺側に弯曲し
　　　ている．
　c，d：生後10か月で指間を分離し
　　　た．術後1年で環指の弯曲は認めな
　　　い．

イメントの乱れを引き起こし，機能的にも整容的にもマイナスの結果となる場合がある．このため骨性合指の手術適応は，指間分離後の機能を慎重に予測して判断すべきである（図 2，3）．

2．手術時期

推奨される手術時期は文献によってばらつきがある．1歳から2歳に手術を行うことが多いが[3)9)10)]，2歳以降の手術を薦める報告もある[2)]．合指に母指が含まれることで握りやつまみ動作に支障のある場合[2)]や，母指や小指を含み指長の違いが二次的な変形を生じるリスクのある場合[3)]では，時期を早めて生後半年前後の指間分離を薦める報告もある（図 4）．筆者は，成長に伴い指骨の変形が進行するおそれのある例を除いて，1歳前後の分離手術を基本としている．

3．指間分離

指間が軟らかく薄い皮膚で覆われていることにより，指の独立運動が可能になっている．合指を分けた場合，指間に必ず皮膚欠損が生じる．指間を再建するにあたって，便宜上，指間の皮膚を底面と両側面の3面に分けて検討することが多い[11)]．

指間分離手術において最も重要な点は，術後に指間の再上昇と瘢痕拘縮による変形/指の運動障害を生じないことである[9)]．これまで非常に多くの指間分離法が報告されてきた[12)]．しかし，標準的な術式に関するコンセンサスは得られていない．大部分の術式において，指間の底面を植皮ではなく皮弁で被覆すること，掌側の皮膚切開線をジグザグとする点は共通している．また，指間側面は皮弁と植皮を組み合わせて被覆することが一

般的であるが，植皮を用いない術式も複数報告されている．

骨性完全合指症を分離する場合には，指間の形成に加えて側爪郭の再建が必要となる．局所皮弁による Buck-Gramcko 法が用いられることが多い[13]．他に遠隔皮弁による van der Biezen 法が有名である[14]．

筆者の施設では，基本術式として背側矩形皮弁と底側三角弁を組み合わせた丸毛法を用いて再建している[15]．この術式が最良であるとは限らないが，複雑な合指を含めて応用範囲が広く長期的に期待できる結果が明らかになっているため継続して用いている．先天異常手の治療ゴールは，創治癒するまでではなく，少なくとも手の成長が終了するまで良好な結果を保ち続けることである．合指症の手術で継続してよい結果を得ることは必ずしも容易ではない．文献上の多数の術式を試みるよりも，いずれかひとつの術式に習熟して長期経過を確認する方が望ましい[16]．

4．植皮に関して

植皮後の皮膚の性状と色素沈着の程度はドナー部の皮膚性状を反映する．このため，できるだけレシピエント部の皮膚に近い性状の皮膚を移植することが望ましい．指間に植皮を行う場合は足関節の内果下部より採取されることが多い．中でも，より遠位の足部内側より採皮し，足底側の皮膚を掌側に足背側の皮膚を背側に移植した方がよく適合する[10)17]．

しかし，複数指間に合指が存在し両側足関節から最大限採取しても移植皮膚が不足するような場合は，多くの皮膚を採取できる下腹部や鼠径部から採取することが多い．

一方，植皮を回避することによって，植皮に伴う皮膚性状の違いをなくし，手術時間を短縮しようとする報告もある．少なくとも PIP 関節を越える合指を一次閉鎖するには，皮弁のデザインによらず皮膚が不足する．指を円柱に近似して計算した場合，分離前の指間部の皮膚を 50％以上増やす必要がある[18]．これに対して，手背からの皮弁に

より皮膚量を補充する[19]，神経損傷リスクを伴う除脂を行う[20]，開放創として二次治癒させる[21]，の 3 つの方法が行われている．長期経過の報告が不足している現時点では，症例と術者を選ぶ術式と考えられる．最近の合指症メタアナリシスでは，これまで出版された報告は追跡期間のばらつきが非常に大きく，アウトカム評価方法が一定ではなく，主観的な主治医/患者の意見に留まっている報告が多いことが明らかになった[22]．このため，術式の比較に用いることのできる臨床データの報告が必要とされている．

参考文献

1) Errol, G.：Syndactly. Congenital malformations of the hand. Buck-Gramcko, G., ed. 131-140, Churchill Livingstone, 1998.
   Summary　Gramcko 先生編集の手の先天異常の教科書．
2) 荻野利彦：合指症．手の先天異常．239-264，医学書院，2016．
3) McCombe, D., Soldado, F.：Deformities of the hand and fingers. Green's Operative Hand Surgery 8th ed. Wolfe, S. W., et al., ed. 1374-1391, Elsevier, 2022.
   Summary　改訂を重ねられてきた手外科のバイブル．
4) 荻野利彦：手の先天異常を理解するための基礎的知識．手の先天異常．1-17，医学書院，2016．
   Summary　指列誘導障害の概念を提唱された荻野先生自身による平易な解説．
5) Goldfarb, C. A., et. al.：The Oberg-Manske-Tonkin(OMT)classification of congenital upper extremities：update for 2020. J Hand Surg Am. 45(6)：542-547, 2020.
6) Malik, S.：Syndactyly：phenotypes, genetics and current classification. Eur J Hum Genet. 20(8)：817-824, 2012.
7) Braun, T. L., et al.：Syndactyly release. Semin Plast Surg. 30(4)：162-170, 2016.
8) Dao, K. D., et al.：Surgical treatment of congenital syndactyly of the hand. J Am Acad Orthop Surg. 12(1)：39-48, 2004.
9) 川端秀彦：【イチから始める手外科基本手技】イチから始める手指の先天異常の治療．PEPARS．

91：74-82，2014.

10）田中克己ほか：【手足の先天異常はこう治療する】合指症. PEPARS. **103**：33-40，2015.

11）Bandoh, Y., et al.：The three square flap method for reconstruction of minor syndactyly. J Hand Surg Am. **22**：680-684, 1997.

12）児島忠雄：形成外科手術手技の歴史　手の先天異常　合指症. 形成外科. **43**(1)：47-57，2000.

13）Buck-Gramcko, D.：Progress in the treatment of congenital malformations of the hand. World J Surg. **14**(6)：715-724, 1990.

14）van der Biezen, J. J., Bloem, J. J.：The double opposing palmar flaps in complex syndactyly. J Hand Surg Am. **17**(6)：1059-1064, 1992.

15）Marumo, E., et al.：An operation for syndactyly, and its results. Plast Reconstr Surg. **58**(5)：561-567, 1976.

16）Flatt, A. E.：Webbed fingers. The care of congenital hand anomalies 2nd ed. 228-275, Quality Medical Publishing, 1994.
　　Summary　Flatt 先生自身による手の先天異常の教科書. 時を経ても失われない価値がある.

Ezaki 先生による 3rd ed も出ている.

17）佐々木　薫：【こどもの手・肘外来】整容性に配慮した合指症治療. MB Orthop. **37**(9)：13-23, 2024.

18）Eaton, C. J., Lister, G. D.：Syndactyly. Hand Clin. **6**(4)：555-575, 1990.

19）Sullivan, M. A., Adkinson, J. M.：A systematic review and comparison of outcomes following simple syndactyly reconstruction with skin grafts or a dorsal metacarpal advancement flap. J Hand Surg Am. **42**(1)：34-40, 2017.

20）Greuse, M., Coessens, B. C.：Congenital syndactyly：defatting facilitates closure without skin graft. J Hand Surg Am. **26**(4)：589-594, 2001.

21）Niranjan, N. S., et al.：Long-term results of primary syndactyly correction by the trilobed flap technique. Br J Plast Surg. **58**(1)：14-21, 2005.

22）Schirlo, J. M., et al.：Comparison between surgical techniques for correction of congenital syndactyly：a systematic review and meta analysis. Hand(N Y). **20**：15589447241279456. 2024.

PEPARS No.220：19-27，2025

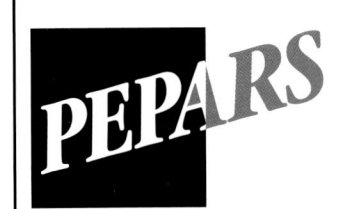

◆特集／手足先天異常　総まとめ BOOK

手足先天異常各論

母指多指症

髙木　信介*

Key Words：母指多指症(thumb polydactyly, radial polydactyly)，二分併合法，短母指外転筋移行，関節形成，Rotterdam 分類(Rotterdam classification)

Abstract　　母指多指症は，母指が 2 本以上存在する先天異常であり，その発生頻度は 1,000 人に 0.52~3.5 人である．病因としては，指の発生過程における指放線の過剰形成が挙げられ，ソニックヘッジホッグ(SHH)シグナル経路の異常が関与している可能性が示唆されている．分類に関しては，Wassel 分類が有名であるが分類可能なのは 60%程度の症例である．しかし，Rotterdam 分類などでは形態的特徴や優位性まで分類可能でありほぼ全例を網羅することができる．臨床像は多様で，過剰指の低形成の程度，関節の安定性，母指球筋の発達などによって異なり，手術治療においては，個々の症例に応じた適切なアプローチが求められる．手術の概要は，整容的・機能的に優れた 1 本の母指を再建することであり，余剰指切除，余剰指を用いた組織量の調整(二分併合法，oblique triangular flap など)，筋移行，関節・靭帯再建，関節軟骨シェービング，腱移行や矯正骨切りなどの指軸偏位矯正が必要となる．術後経過においては，日本手外科学会の術後成績評価表を用いた客観的な評価が重要である．

Ⅰ．定　義

　母指多指症は，母指が 2 本以上存在する先天異常である．International Federation of Societies for Surgery of the Hand(IFSSH)が推奨する OMT(Oberg-Manske-Tonkin)分類では，Malformations の中の Abnormal axis formation/differentiation, hand plate, Radial-ulnar(anterior-posterior)axis の Radial polydactyly に分類され，I-B-2-iii と表記される．日本手外科学会の手の先天異常分類マニュアルでは重複(Duplication)に分類される．

Ⅱ．病態・疫学

　多指症の出現頻度は 1,000 人に 0.52~3.5 人である．罹患側，罹患指は人種によって異なるが，日本人は母指(約 90%)＞小指＞中指＞環指＞示指の順である．母指多指症は男性に多く，小指多指症では男女差はない．同一家系内発生は母指多指症で 3~5%，小指多指症で 16~30%である[1]~[3]．

Ⅲ．病　因

　正常の指の発生過程では，受精後 6 週ごろに手板内の指の形成予定領域に間葉細胞が凝集して 5 本の指放線を形成する．指放線が過剰に形成されることで多指症となる．多指症は発現する部位により，母指多指症，中央列多指症，小指多指症，鏡手(ulnar dimelia)に分類される[4]．また，IFSSH 先天異常委員会が，従来使われていた軸前性多指

---

* Shinsuke TAKAGI，〒142-8666　東京都品川区旗の台 1-5-8　昭和大学形成外科，准教授

症と軸後性多指症という用語は多指症の解剖学的な発生部位を十分に表現できないため使用せず，橈側多指症と尺側多指症を用いるように勧めている．

動物モデルの最新の研究では，軸前性多指症は極性化活性帯（zone of polarizing activity；ZPA）からのソニックヘッジホッグ（SHH）の増加と，前肢芽上の異所性 SHH の増加の結果である．おそらく long-range limb-specific cisregulator である zone of polarizing activity regulatory sequence（ZRS）の活性が増加したためである可能性が高い[5]．ヒトでは GLI1 と GLI3 が SHH の機能的転写因子であり，これらの遺伝子変異が母指多指症の形成に関連していると考えられる[6]．

ほとんどの症例は散発性で片側性であるが，一部では常染色体顕性遺伝の可能性がある．母指多指症に関連する症候群がいくつか同定されている．Wassel 分類Ⅶ型母指多指症は例外で，これらの異常は遺伝的素因が高く，他の血液学的，心臓血管系，筋骨格系の疾患と関連している．

Ⅳ．関連した症候群

① **Noack 症候群（尖頭多合指症Ⅰ型）**：太い母指，第1足趾の多趾症や手足の合指趾症を合併

② **Carpenter 症候群（尖頭多合指症Ⅱ型）**：小趾多趾症と母指多指症様変形を合併

③ **Rubinstein−Taybi 症候群**：特異な顔貌，知的障害，広い母指と第1趾，これらの指趾に多指趾症変化を合併

④ **Fanconi 貧血**：橈側列欠損，母指多指症

⑤ **Down 症候群**：母指多指症を合併することもある．

Ⅴ．分 類

母指多指症の分類方法はいくつか報告されているが，最も有名な分類が Wassel 分類[7]である．Wassel 分類は X 線画像による分類で骨の分岐位置によりⅠ〜Ⅵ型まで分類され，三指節母指はすべてⅦ型，浮遊型の分類はない（図1-a）．日手会分類[8]も，Wassel 分類同様，骨の分岐位置で1〜6型に分類されるが，三指節は4型三指節のように分岐レベルで表記する．また浮遊型を7型，三角指節骨（delta phalanx）などの存在により分岐レベルが不明なものを8型としている（図1-b）．これらの分類方法で分類可能なのは 60％程度[9]であり，三重複，偏位，低形成，指骨癒合といった要素は反映されない．しかし，Rotterdam 分類[10]ではこれらを分類することが可能で，橈側，尺側の優位性も表記される．したがって，Rotterdam 分類ではほぼ全例の分類が可能となった（図1-c）．また Saito ら[11]は，皮膚と骨の分岐レベルに基づく重複範囲概念を用いて母指多指症を系統的かつ包括的な分析を報告している．この概念により形態学的変異と予後予測が可能となる可能性がある．

Ⅵ．臨床像

多くは，橈側母指が尺側指より低形成であるが，両者がほぼ同じ大きさのものや，尺側が低形成のものもある．

過剰指の低形成が強く自動運動のないものを浮遊型と呼ぶ．細い茎で橈側に付着し，神経血管束のみが走っているが，稀に短母指外転筋（abductor pollicis brevis muscle：以下，APB）の腱が存在することもあり切除後に母指が尺側偏位することがあるため注意が必要である．

母指球筋の低形成を伴う症例があるので，対立再建を一期的もしくは二期的に行うかを検討する（5，6型で橈側母指遠位が欠損している症例で多い）．

末節骨が完全に重複し，橈側母指末節骨の近位に本来の基節骨の他に小骨片がある例は，重複した母指の両方が橈側に偏位する．線維性あるいは軟骨性に末節骨と基節骨が小骨片を介して癒合していることが多い．基節骨が台形状の場合は三角指節骨の可能性がある．荻野は橈側偏位型母指多指症と呼ぶことを提唱している[12]．

末節骨と基節骨が IP 関節部で軟骨性に癒合したり，基節骨と中手骨が MP 関節で癒合している

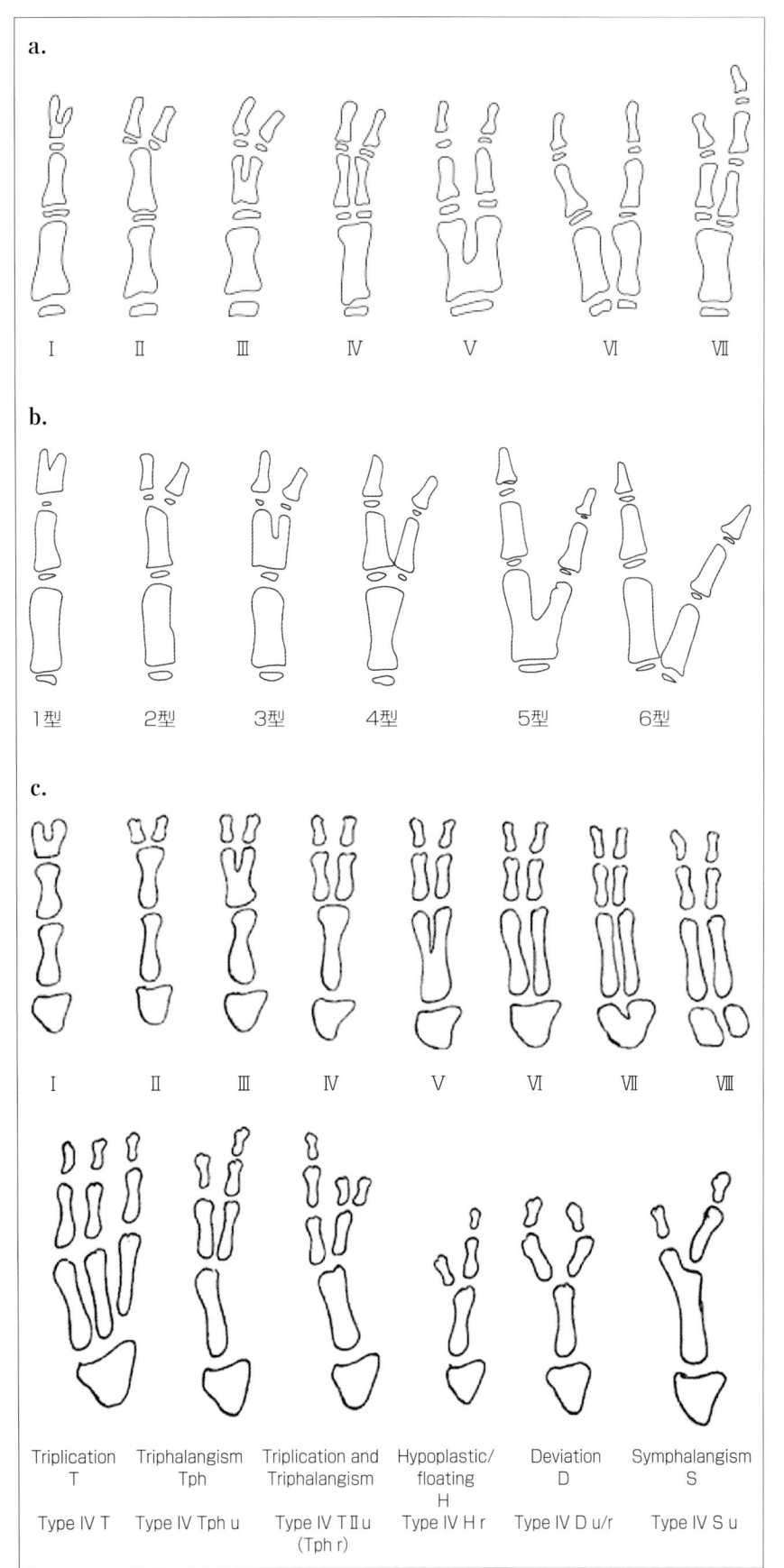

図 1.
X 線像による分岐高位の分類
　a：Wassel 分類
　　Ⅶ型を三指節母指（分岐高位は問わず）
　　浮遊型は分類なし
　b：日手会分類
　　7 型を浮遊型
　　8 型分岐不明
　　三指節母指は分岐高位に加え記載
　　（例：4 型三指節，5 型三指節など）
　c：Rotterdam 分類
　　① 分岐レベル：末節から I ～ Ⅷ
　　② 形態的特徴をアルファベットで示す
　　　Triplication（T）
　　　Triphalangism（Tph）
　　　Hypoplastic or floating（H）
　　　Deviation（D）
　　　Symphalangism（S）
　　③ 橈側：r，尺側：u

a.
I　II　III　IV　V　VI　VII

b.
1型　2型　3型　4型　5型　6型

c.
I　II　III　IV　V　VI　VII　VIII

Triplication T / Triphalangism Tph / Triplication and Triphalangism / Hypoplastic/floating H / Deviation D / Symphalangism S

Type IV T / Type IV Tph u / Type IV TⅡu (Tph r) / Type IV H r / Type IV D u/r / Type IV S u

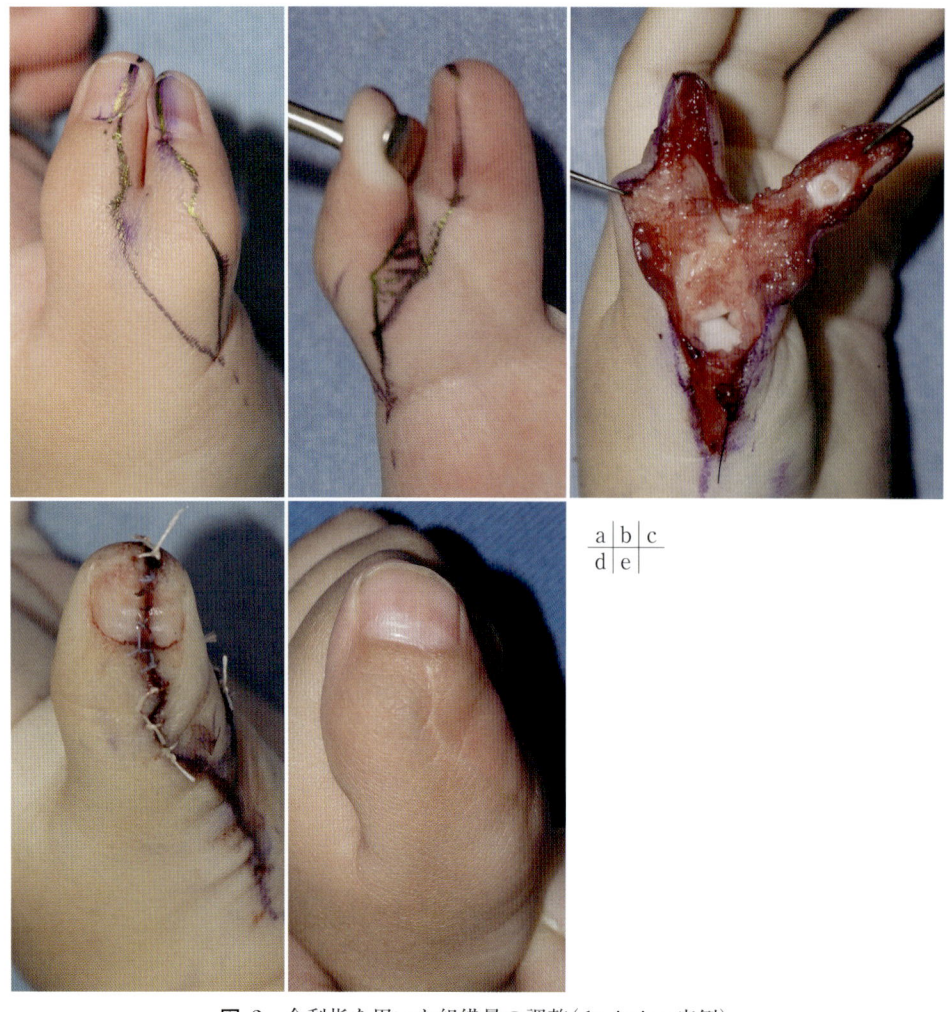

a	b	c
d	e	

図 2. 余剰指を用いた組織量の調整（deviation 症例）
    a ：背側デザイン
    b ：掌側デザイン
    c ：余剰指による oblique triangular flap
    d ：術直後．顕微鏡下に爪床，爪母を縫合
    e ：術後 1 年

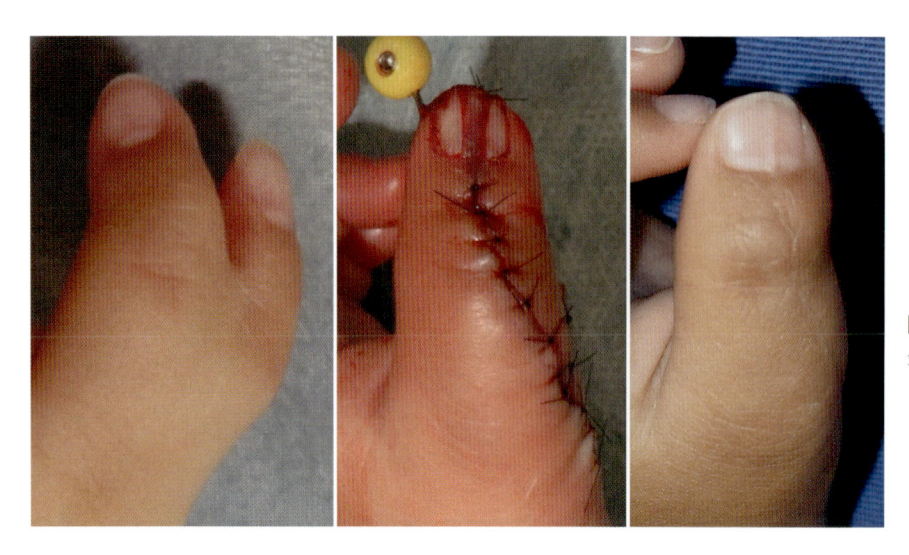

a	b	c

図 3.
余剰指を用いた組織量の調整
（Hypoplastic 症例）
    a ：術前
    b ：術直後
    c ：術後 2 年

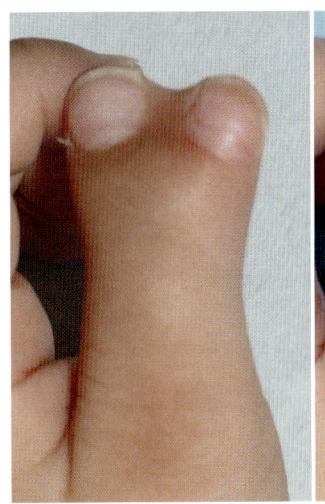
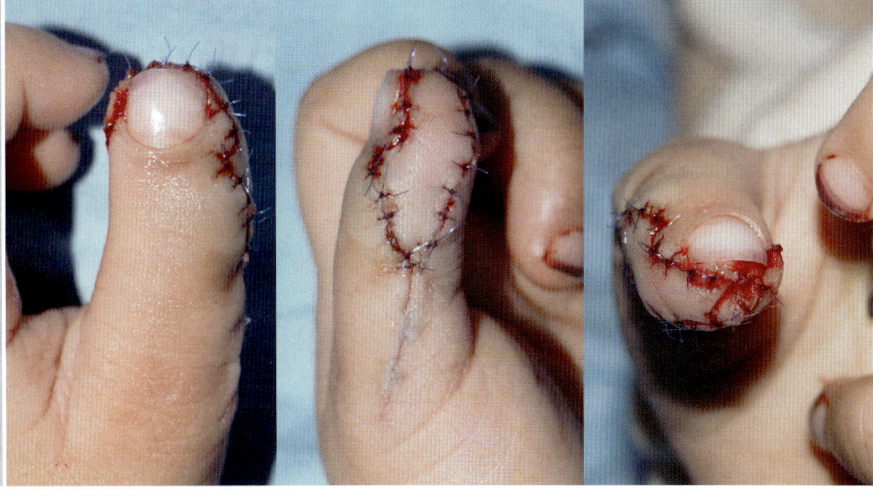

a | b

図 4. Oblique triangular flap による指尖再建
a：指尖，側爪郭のボリュームが足りない．
b：Oblique triangular flap で不足した軟部組織を再建

場合があり，指の触診を丁寧に行う必要がある．爪が広く，ずんぐりした母指は末節骨が太く遠位と近位が不完全に癒合し中央に孔があいているように見える場合がある．X 線像は duckbill appearance となり Haas 型母指[13]と呼ばれる．

Ⅶ. 治　療

　手術治療の概要は，余剰指を 1 本切除するのではなく，2 本の母指から整容的，機能的に優れた 1 本の母指を再建することである．手術時期は，生後 6 か月から 2 歳ごろまでに行われることが多い．組織の成長を考慮すると 1 歳ごろまで待った方がよい．筆者は通常 10 か月から 1 歳の間に手術を行っている．しかし骨切りや腱移行など高度な術式を選択する場合は，1 歳以降で行うこともある．

　術前評価では，分岐レベル，爪の長さ・幅の計測，指の偏位，関節の安定性・可動性，母指の低形成の程度，母指内転拘縮の有無，第 1 指間の深さなどを把握しておく．

　術前 X 線は，両手の正面像，母指の正面像が必須である．関節軟骨の状態が X 線で予測できない時は，術中に関節穿刺し関節造影をする[14]ことも

容易であり，患児にも負担がかからず有用である．

＜手術の原則＞

① 余剰指切除

　切除の対象は，低形成の強い側，機能障害の強い側，同等の大きさであれば三指節母指である．基本的には，優位な母指が健側の 70％以上の場合に温存することが多い．そして多くは切除指の皮膚軟部組織，腱は残存指の再建に用いる．

② 余剰指を用いた組織量の調整

　大きさが同等，優位な母指が健側の 70％未満の場合，IP 関節の亜脱臼や不安定性が高度な場合，二分併合法（Bilhaut 変法，Baek 法[15]など）を行う（図 2, 3）．Bilhaut-Cloquet 法のように骨，爪，軟部組織を半分ずつにする必要はなく必要量に応じて行う．爪床，爪母ともに顕微鏡下に縫合する．特に爪半月の位置，爪床の局面の再現，後爪郭と側爪郭の移行部の形態を再現，後爪郭の notch 防止のため三角弁の作成，指尖のボリュームの再現などに注意する．また，軟部組織のボリュームが不足している場合は，余剰指に oblique triangular flap を作成し，指尖まで前進させ再建する（図 4）．

③ 筋移行（図 5）

　母指対立により母指IP関節は伸展するが，これ

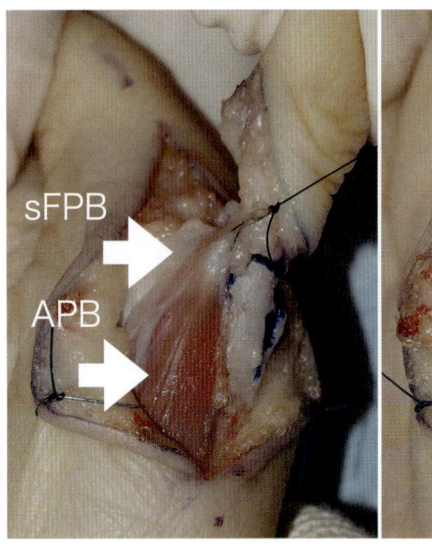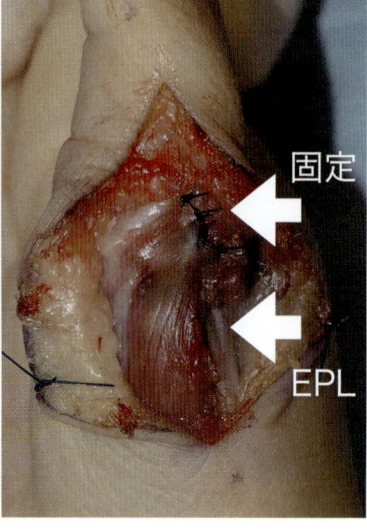

a | b

図 5.
筋移行
　　a：余剰指の APB 付着部
　　b：APB（＋sFPB）を EPL 近傍の expan-
　　　　sion hood に固定
　　　　短母指屈筋腱浅頭（superficial head of
　　　　flexor pollicis brevis；sFPB）

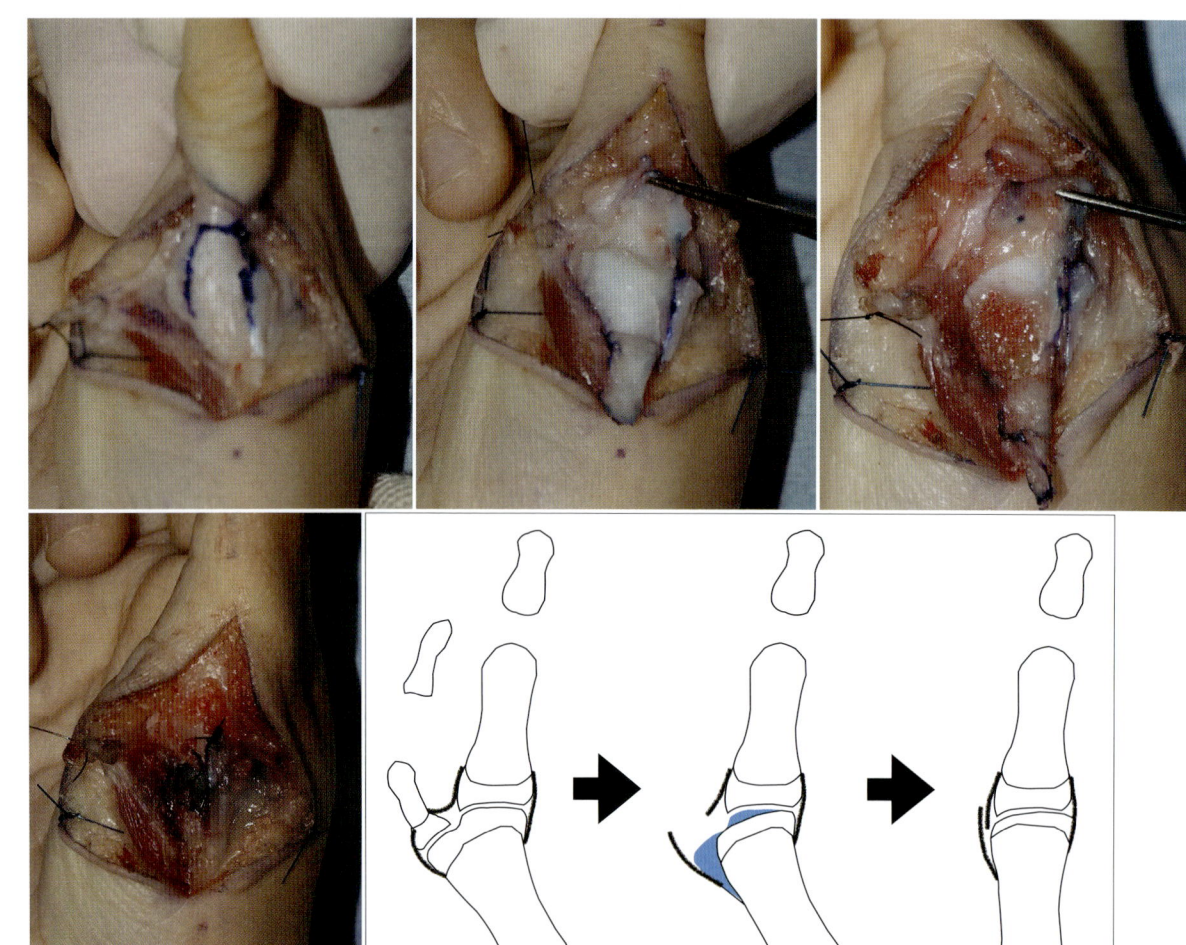

a | b | c
d | e |

図 6.　関節・靭帯再建
　a：余剰指橈側に矩形状に側副靭帯・関節包を切開（尺側も同様に切開）
　b：骨膜ごと挙上し橈側骨および関節頭軟骨シェービングが可能な範囲まで展開する．
　c：軟骨および骨シェービング後の状態
　d：矩形状の靭帯・関節包弁を重ね合わせて縫合（ややきつめ）
　e：シェーマ．側副靭帯・関節包を温存し，余剰指を切除した後，関節の適合性が合うよう
　　　に関節頭の軟骨シェービングおよび橈側の骨シェービングを行い，側副靭帯・関節包を軸
　　　偏位を矯正してきつめに縫合

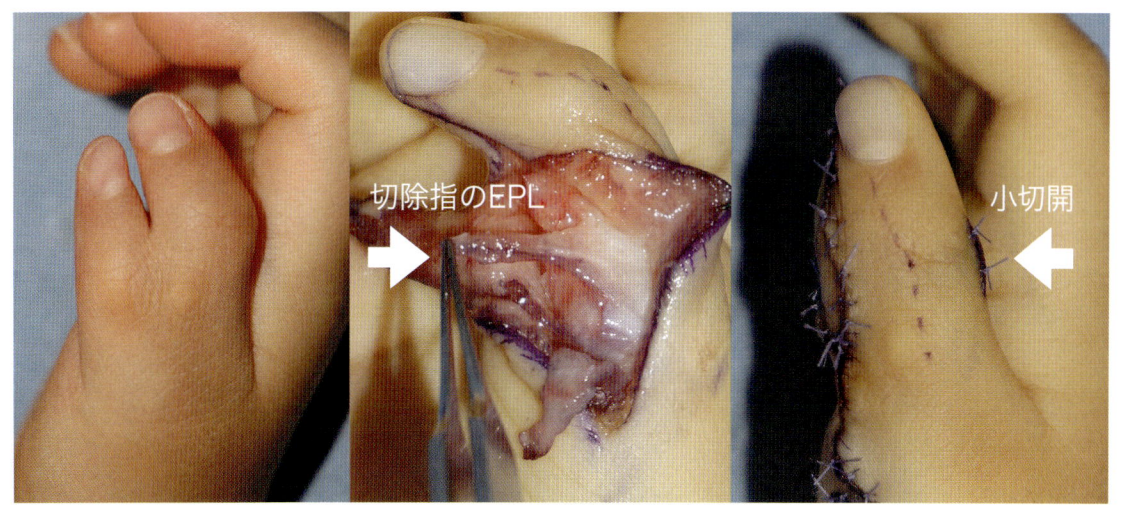

切除指のEPL

小切開

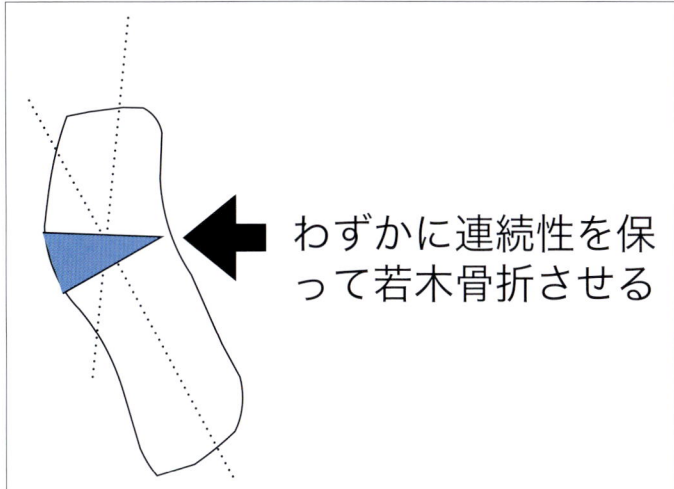

わずかに連続性を保って若木骨折させる

a / b

図 7.
指軸偏位矯正
　　a：EPL 移行による指軸偏位矯正（橈側偏位）．切除指の EPL を皮下を通し尺側の小切開から指軸を矯正し末節骨に固定
　　b：矯正骨切り（Wedge osteotomy）

は解剖学的に expansion hood に筋群が集約しているためである．すなわち，母指が APB の作用で掌側外転，対立位になることで IP 関節が伸展する解剖学的再建が望ましい．したがって，APB は基節骨基部橈側に位置する expansion hood もしくは長母指伸筋腱（extensor pollicis longus；以下，EPL）に固定する．APB が低形成な 4 型の一部や中手骨型（5・6 型）は MP 関節の橈屈変形をきたすことが多いため，MP 関節の安定化が必要になる．このような場合は APB を基節骨基部尺側に移行することで橈屈変形を予防する必要がある．筋移行した場合，通常キルシュナー鋼線固定を 3〜4 週間行う．

④ 関節・靱帯再建（図 6）

IP 関節，MP 関節で余剰指切除する場合，靱帯・関節包再建が必要になる．余剰指の橈尺側の靱帯を骨膜ごと矩形状に挙上する．2 つの矩形靱帯骨膜弁を重ね合わせややきつめに縫合する．関節の適合性が合わなければ必要に応じて骨頭の関節軟骨のシェービングを行う．5・6 型の中手骨の形態に注意し，通常は橈側の骨シェービングを行う．その際にシェービングできる範囲まで靱帯骨膜弁を挙上する必要がある．5 型は，中手骨や軟骨の形態を評価されず指の分岐のみで 4 型と誤診されることがあるため注意を要する．

⑤ 指軸偏位矯正（図 7）

関節での偏位は，軟骨シェービング，切除指の EPL や FPL の腱移行などで矯正する．関節凸側の側副靱帯を短縮しキルシュナー鋼線固定を行う．骨軸偏位は，矯正骨切りが適応となるが，指長が短縮することを念頭に置く必要があり慎重に選択する．初回矯正骨切りは，筋腱による偏位矯

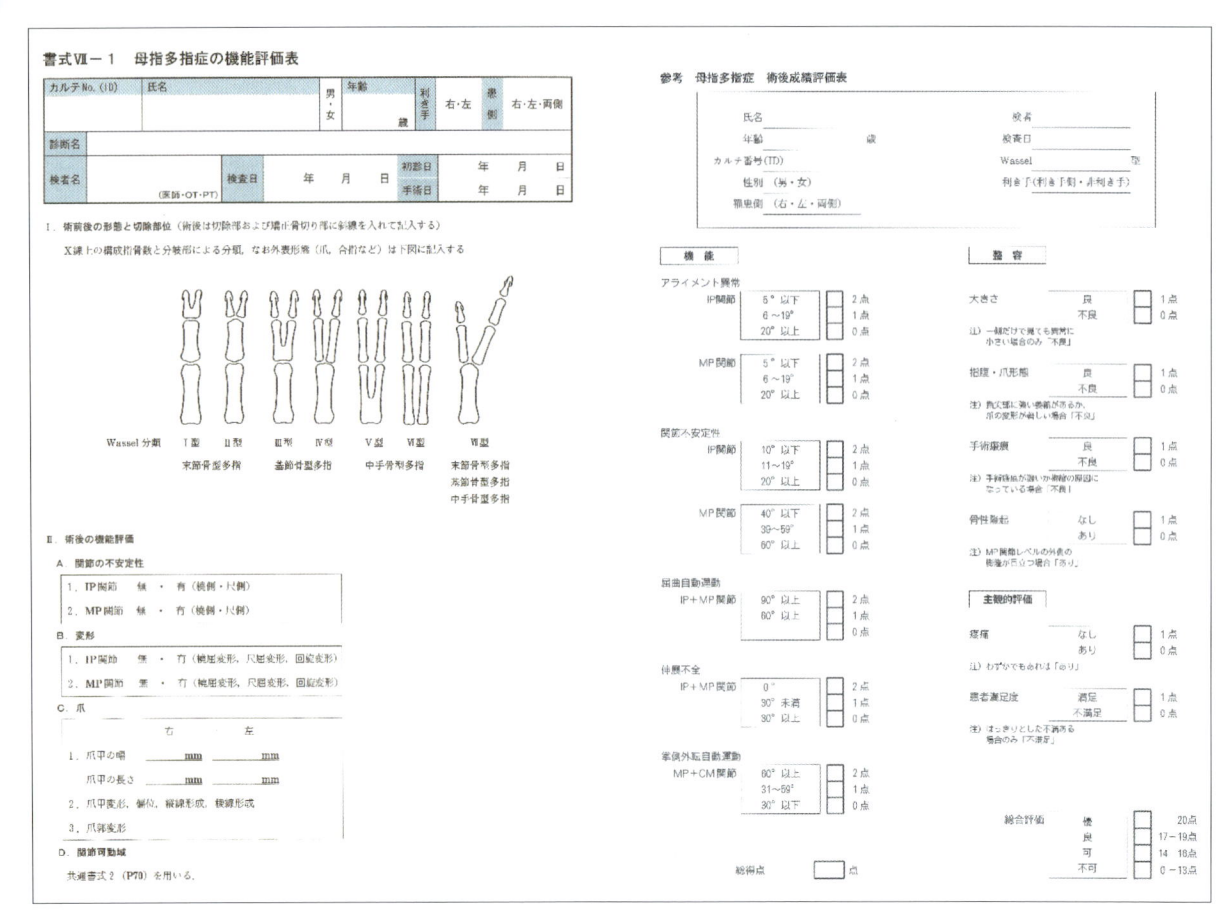

図 8. 母指多指症の機能評価表

正を行っても偏位が 25° 以上残存している症例が適応である[16]. 骨幹部の楔状骨切りを行うが完全に離断せずわずかに連続性を保ち若木骨折させるとよい. 骨固定は 1.0 mm のキルシュナー鋼線で行う.

VIII. 術後経過

APB 移行や軸偏位矯正を行う場合 3〜4 週鋼線固定が必要となる. 偏位が残存, もしくは成長により偏位が生じることがあり, その場合は二期的な修正を検討する. 二分併合法では, 関節可動域制限, 骨の成長障害, 爪変形が生じることがある. また余剰指切除では, 二分併合法で起こり得るリスクはないが, 温存する母指のボリュームを変えることができない. 術前に十分に患児家族へ説明する必要がある.

術後評価は, 日本手外科学会の先天異常委員会が作成した術後成績評価表(図 8)が有用である. この術後成績評価は機能, 整容, 主観的評価で構成され 20 点を満点とし総合評価を行う. 同一患者の経時的な評価が可能である.

参考文献

1) Woolf, C. M.：Myrianthopoulos NC：Polydactyly in American negroes and whites. Am J Hum Genet. **25**：397-404, 1973.
2) Castilla, E., et al.：Polydactyly：a genetic study in South America. Am J Hum Genet. **25**：405-412, 1973.
3) Leung, P. C., et al.：Congenital anomalies of the upper limb among the Chinese population in Hong Kong. J Hand Surg Am. **7**：563-565, 1982.
4) 荻野利彦, 児島忠雄：手の先天異常分類マニュアル. 日手会誌. **13**：455-467, 1996.
5) Potuijt, J. W. P., et al.：A point mutation in the pre-ZRS disrupts sonic hedgehog expression in

the limb bud and results in triphalangeal thumb-polysyndactyly syndrome. Genet Med. **20**：1405-1413, 2018.

6）Lopez-Rios, J., et al.：GLI3 constrains digit number by controlling both progenitor proliferation and BMP-dependent exit to chondrogenesis. Dev Cell. **22**：837-848, 2012.

7）Wassel, H. D.：The result of surgery for polydactyly of the thumb. A review. Clin Orthop Relat Res. **64**：175-193, 1969.

8）日本手の外科学会先天異常委員会：手の先天異常分類マニュアル．日手会誌．**17**：352-365，2000.

9）Dijkman, R. R., et al.：A multicenter comparative study of two classificaition systems for radial polydactyly. Plast Reconstr Surg. **134**：991-1001, 2014.

10）Zuidam, J. M., et al.：A classification system of radial polydactyly：inclusion of triphalangeal thumb and triplication. J Hand Surg Am. **33**：373-377, 2008.

11）Saito, S., et al.：Use of the duplication range concept for understanding morphology and predicting prognosis in thumb polydactyly. J Hand Surg Eur Vol. **48**：10-19, 2023.

12）Ogino, T., et al.：Radially deviated type of thumb polydactyly. J Hand Surg Br. **13**：315-319, 1988.

13）Haas, S. L.：Three-phalangeal thumbs. AJR Am Roentgenol. **42**：677-682, 1939.

14）Iba, K., et al.：Arthrography in thumb polydactyly with bifurcation at the interphalangeal or metacarpophalangeal joints provides practical information at surgery. J Hand Surg Eur Vol. **38**：267-271, 2013.

15）Baek, G. H., et al.：Modified Bilhaut-Cloquet procedure for Wassel type-II and III polydactyly of the thumb. J Bone Joint Surg Am. **89**：534-541, 2007.

16）鳥谷部荘八：体験する手外科 第3巻 先天異常・小児疾患編．p110，克誠堂出版，2024.

PEPARS No.220：28-36, 2025

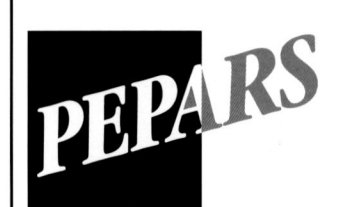

手足先天異常各論

5 趾列多趾症

小平　聡*

Key Words：多合趾症(polysyndactyly)，5 趾列多趾症(postaxial polydactyly of the foot)，趾列移行(on-top plasty)，短趾(brachydactyly)，骨移植(bone graft)，骨切り(osteotomy)

Abstract　　多趾症は足趾先天異常の中で最も多いが，その中でも 5 趾列が 80～90％と多く，次いで母趾列，2 趾列と続く．受精後 3～8 週の器官形成プロセスに異常を生じることが発生原因となるが，遺伝的原因と環境要因が関与する．手術は 1 歳頃に主に整容目的で行うが，術後の愁訴が短趾，太い，外反，瘢痕，趾間が浅い，痛みであることに留意する．筆者は X 線をもとに 5 趾中足型，5 趾趾節型，6 趾型に分類している．5 趾中足型では短趾となるため，第 5 基節骨以遠を第 6 基節骨上に移行する on-top plasty を行う．5 趾趾節型では 5 趾を切除し，骨膜弁や靱帯を用いて外反を矯正する．外反が残る場合や短趾の場合には基節骨を骨切りし，切除趾からの骨移植を行って矯正する．6 趾型では 6 趾を切除し，内反を呈する場合には靱帯縫合や外転筋移行で矯正する．合趾に対しては，背側や底側からの矩形皮弁を趾間の底部にしっかり挿入することが大切である．

Ⅰ．疾患の定義・病態

多趾症とは足趾の数が正常より多い状態であり，足趾の先天異常の中で最も多い．受精後 3～8 週には多くの器官の原基が形成されるため，器官形成期と呼ばれる．受精後 5 週(28 日頃)に下肢芽ができ，6 週(37 日頃)に肢芽が肥大して足板となり，7 週(44 日頃)に足板内に細胞が凝集して足趾の予定位置に指放線が形成される．最初は単一の軟骨性凝縮体として発生し，後に軟骨内骨化によって骨組織に置き換わる．指間組織はアポトーシスによって消失する．以上のプロセスに異常を生じると，多趾症を生じる．遺伝的原因(遺伝子異常，染色体異常)，環境要因，多因子遺伝(複数の遺伝子と環境要因の複合的作用)が挙げられるが，その成因は一様ではない．

Ⅱ．疫　学

日本では出生 10,000 人に対して 5～6 人の発症率であり，男女差や左右差はない．本邦で報告されている趾列(母趾/2 趾/3 趾/4 趾/5 趾)の比率(％)は，北山[1]の 90 足が 3/7/2/0/88，Watanabe[2]の 330 足が 11/5/0/0/84，今野[3]の 427 足が 9/6/1/0/82，須永[4]の 101 足が 1/3/0/0/96，池田[5]の 135 足が 5/2/0/0/93 となっている．以上より 5 趾列が 80～90％と多く，次いで母趾列，2 趾列と続く．両側性は 20～25％であり，母趾列に多い．

Ⅲ．遺伝性

非症候性の多くは孤発例であり，原因遺伝子の多くはまだ特定されていない．母趾列では*GLI3*，5 趾列では*GLI3*や*ZNF141*，中央列では*CPLANE1*，ミラー型では*MIPOL1*や*PITX1*，ハース型では*ZRS*が原因遺伝子として特定されている．家族性は主に両側性を示し，常染色体顕性遺伝(AD)をとるものが多いが，5 趾列の中には

* Satoshi KODAIRA，〒360-0816　熊谷市石原3-208　埼玉慈恵病院・埼玉手外科マイクロサージャリー研究所，副所長

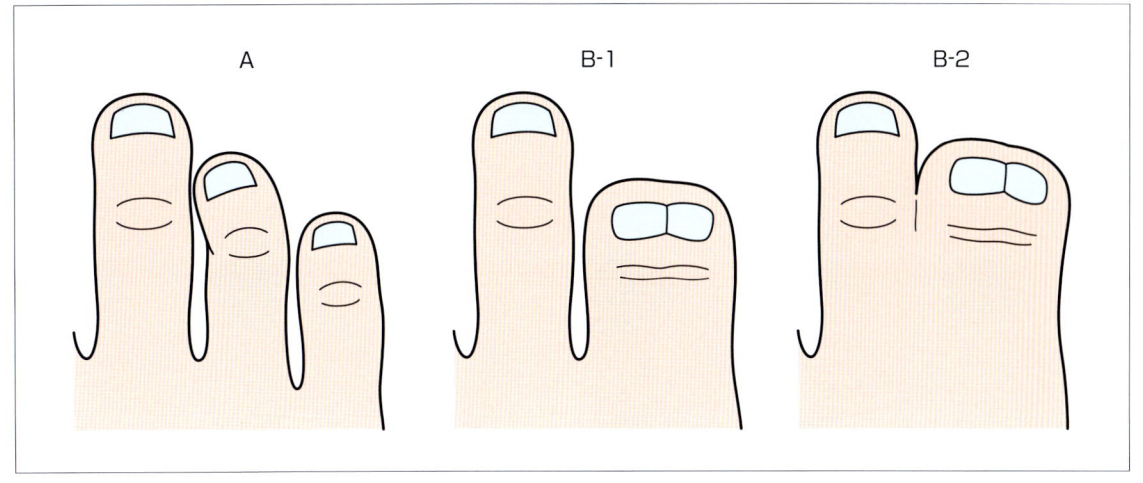

図 1. 外観に基づく分類：平瀬分類

常染色体潜性遺伝(AR)をとるものもある．症候性としては，母趾多趾症をとる Carpenter 症候群（遺伝 AR，遺伝子 *RAB23*），Short-rib polydactyly 症候群（遺伝 AR，遺伝子 *IFT81*），Greig cephalopolysyndactyly（遺伝 AD，遺伝子 *GLI3*），Saethre-Chotzen 症候群（遺伝 AD，遺伝子 *TWIST1*），5 趾多趾症をとる Bardet-Biedl 症候群（遺伝 AR，遺伝子 *BBS1*，*BBS10*），McKusick-Kaufman 症候群（遺伝 AR，遺伝子 *MKKS*），Pallister-Hall 症候群（遺伝 AD，遺伝子 *GLI3*）などが挙げられる．

IV. 分　類

大きく分けると，外観に基づく分類と X 線に基づく分類がある．

外観に基づく分類としては，Temtamy-McKusick 分類[6]，平瀬分類[7]などがある．Temtamy-McKusick[6]は，多指(趾)症を軸前(母指列，母趾列)，軸後(小指列，5 趾列)，中央の 3 型に分類し，さらに小指(5 趾)列の余剰指(趾)をよく発達している A 型と，未発達の B 型に分けた．現在ではこの 3 型に当てはまらないものとして，鏡面型，ハース型多合指(趾)，掌側型，背側型が加えられている．平瀬-今野[3)7]は，多趾症を合趾の有無や部位をもとに，合趾のない A 型，片側に合趾のある B-1 型，両側に合趾のある B-2 型の 3 型に分類した(図 1)．今野の報告では，B-2 型が 52% と最

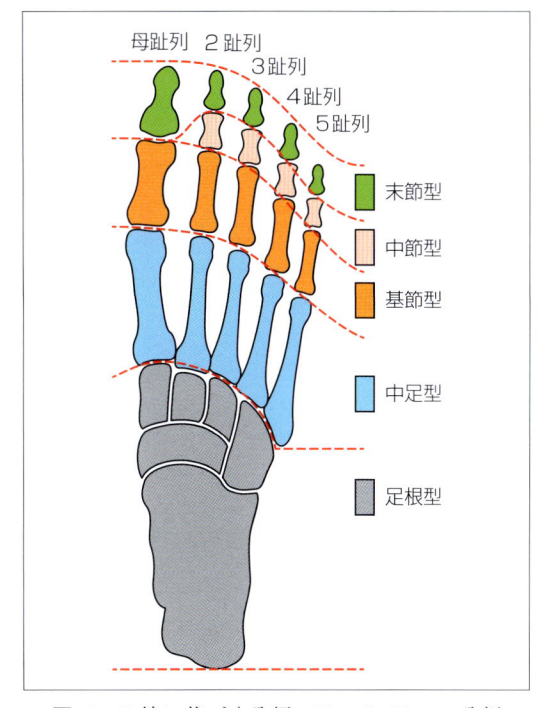

図 2. X 線に基づく分類：Blauth-Olason 分類

多であり，B-1 型，A 型と続いていた．広く用いられている分類である．

X 線に基づく分類としては，Blauth-Olason 分類[8]，Watanabe 分類[2]などがある．Blauth-Olason[8]は，多趾症を横軸(罹患趾列)と縦軸(分岐レベル：足根骨-末節骨)に基づく分類を行い(図 2)，その後 Buck-Gramcko は，分岐レベルを骨と関節に分けた．これは母指多指症の Wassel 分類と類

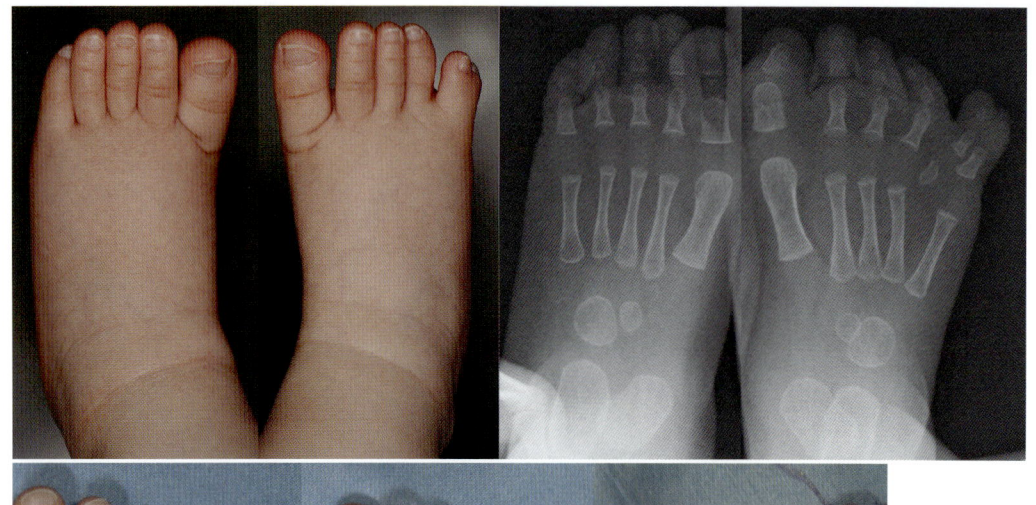

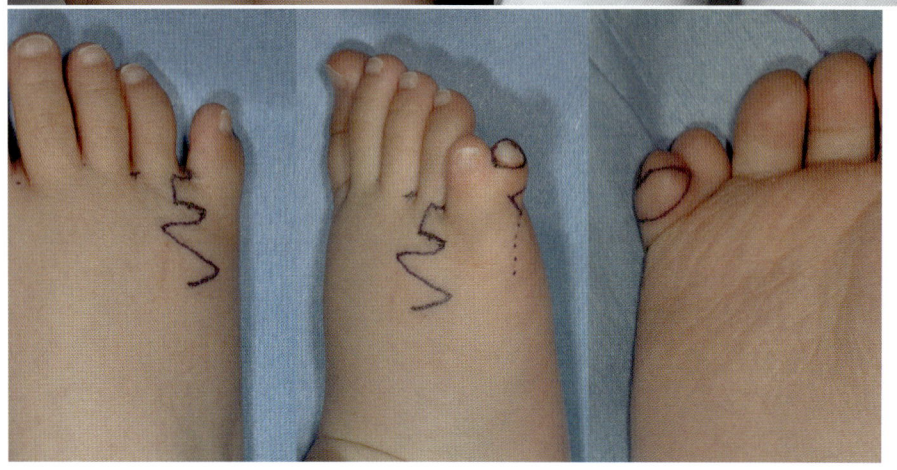

$\dfrac{a}{b}$

図 3-a, b. 症例1：11か月，女児．右5趾列多合趾症，他の先天異常なし
  a：5趾中足型（短趾）．5,6趾はいずれも2趾節．爪は同等，健側とも同等であった．
    健側と比較して3.4 mm短縮していた．4/5趾間は基節中央までの不完全合趾
  b：術式．on-top plasty（第5基節骨以遠を第6基節骨上に移行する）．Three square
    flap（4/5趾間形成）．植皮はしなかった．

似している．Watanabe[2]は，Blauth-Olason分類[8]をもとに，骨形態によってさらに亜型に分類した．5趾列に関しては，重複趾のうち劣側をもとに5趾列型（中足，基節，中節，末節）と6趾列型（中足，MP，基節，浮遊）に分けた．Watanabeの報告[2]では5趾列型が73％と多く，その中でも中節型が多くを占めていた．5趾列中足型と5趾列基節型が短趾となること，5趾列中節型と5趾列末節型では5趾列が内側に偏位していること，6趾列型では4/5合趾を認めないことなどの有用な情報が記載されている．

V．術前診察法

　ここからは頻度の高い5趾列（外側列，軸後性，小趾列などとも呼ばれる）多趾症に限定して述べる．

　手術方法の決定のために，合趾の有無やその程度，5趾内側の突出の有無，6趾のくびれ（外反変形）の有無，健側と比較した多趾の長さ（短趾の有無）について確認する．

VI．画像検査

　単純X線正面像を撮影する．手術時には趾節骨

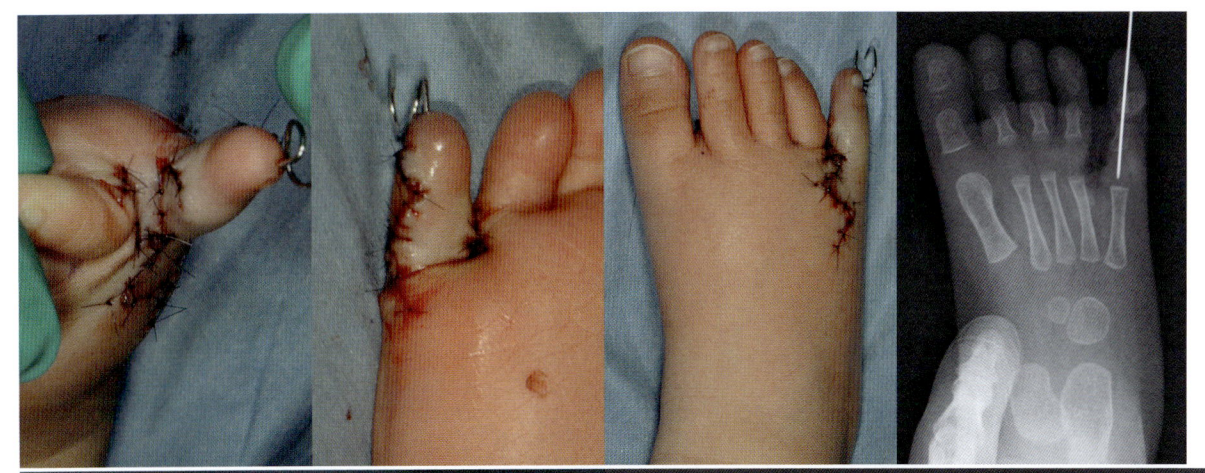

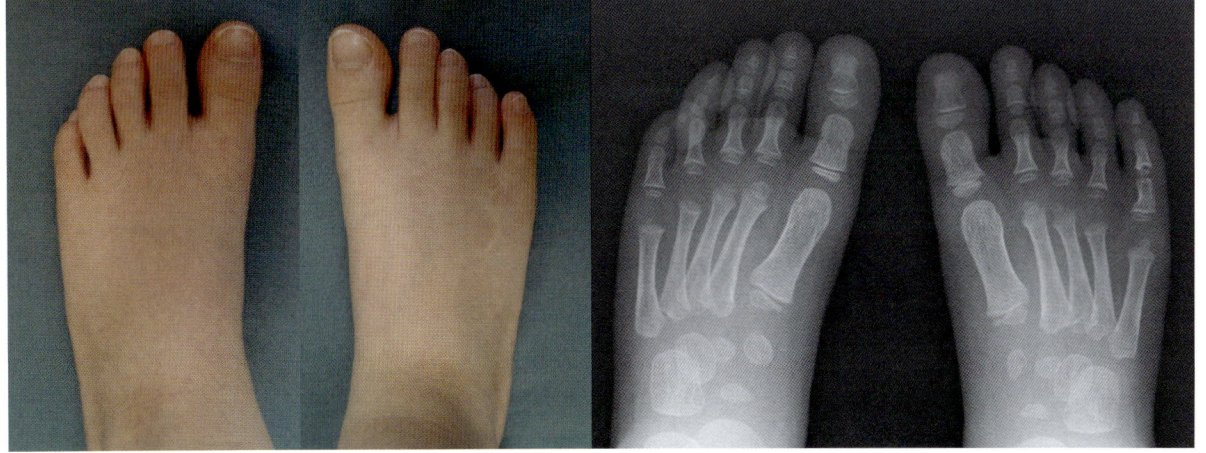

c
―
d

図 3-c, d. 症例 1：11 か月，女児．右 5 趾列多合趾症，他の先天異常なし

c：第 5 中足骨と第 6 末節骨を摘出し，第 6 基節骨上に第 5 基節骨以遠を趾列移行した．移行部の関節面はうすく削り，軟骨同士を合わせて 0.7 mm 鋼線で固定した．第 6 中足骨頭に残存した靭帯と 5 趾伸筋腱を第 4 中足骨骨頭に縫着させて中足骨間靭帯を再建し，第 6 中足骨の外反変形を矯正した．

d：術後 3 年の臨床写真，術後 2 年の X 線．再建趾の長さ，指軸，趾間の深さはいずれも良好であった．X 線上骨端線は開存しており，健側同様に 3 趾節となっている．

の骨化が完成していないことが多く，正確な骨形態は把握できないが，第 5 趾節骨の内側偏位，発育不良な第 5 中足骨は同定可能である．その他に MRI，関節造影，血管造影の報告もあるが，必要とまでは言えない．

VII．手術目的

手術の目的としては，左右の靴のサイズを合わせるといった機能的側面もあるが，良好な足趾の可動域は必要ではなく，整容的側面がほとんどである．

VIII．手術時期

手術時期については，全身麻酔の安全性，手技の容易さ，術後の安静や処置のしやすさなどを考慮して，1 歳頃に行うことが多い．しかしながら，手術時平均年齢 1 歳と 8.5 歳を比較した研究では結果に差はなかったと報告[9]されている．

IX．手術手技

切除趾の選択はのちに述べるが，術中に骨や関節の形態を直視下に観察し，X 線画像から予測していた型と相違がないことを確認する．余剰骨の

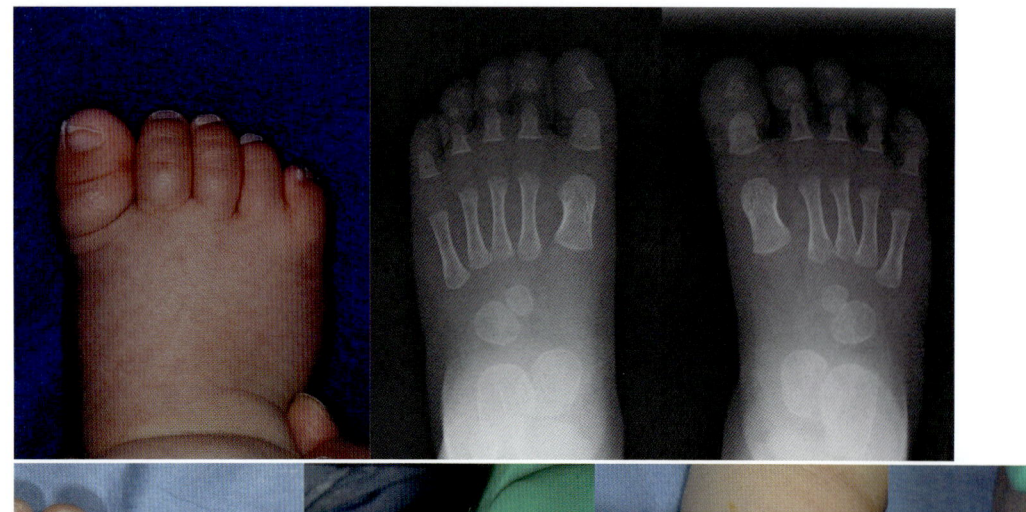
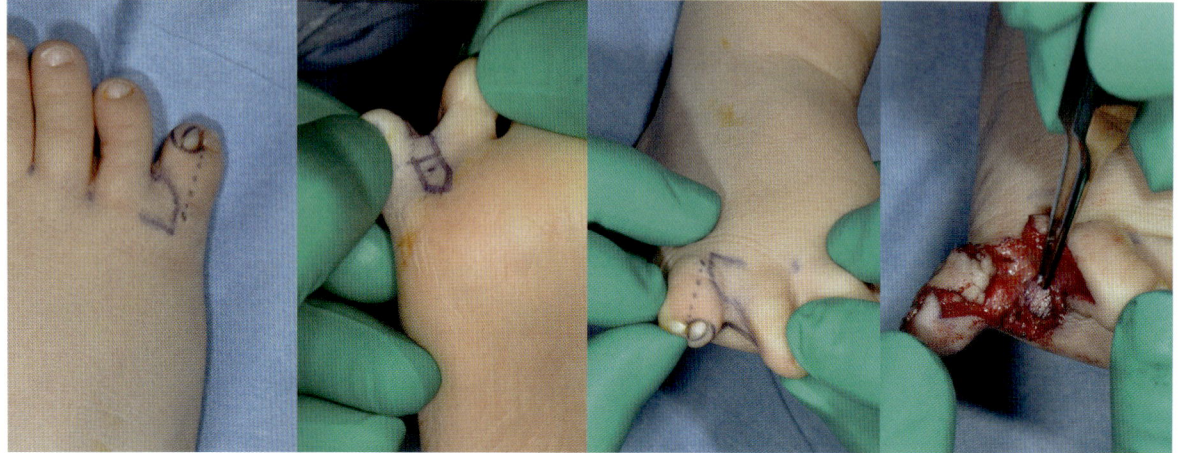
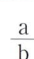

図 4-a, b. 症例 2：1 歳, 男児. 右 5 趾列多合趾症, 他の先天異常なし
a：5 趾趾節型（短趾）. 指軸, 長さとも 5 趾より 6 趾がよい. 健側と比較して 3 mm 短縮
していた. 4/5 趾間は PIP 関節までの不完全合趾
b：術式. 5 趾切除, 切除趾を利用した骨移植による骨延長と骨軸矯正. 底側皮下茎島状
皮弁（4/5 趾間形成）. 植皮はしなかった.

取り残しをしない, 突出した骨や関節軟骨は切除する, 靭帯を可及的に再建することが重要である. 靭帯再建においては, 切除趾の靭帯が届かない場合には骨膜弁を利用する. 骨膜弁や切除趾の腱は, 指軸矯正にも最大限利用する. 指軸維持のため趾尖部から基節基部までは 0.7 mm 鋼線で固定し大腿から足趾までのギプスシーネを装着する.

切除趾の選択においては, Uda[10] は劣側切除を基本としながらも, 同等の場合や, 6 趾優位であっても外反変形が高度の場合には 6 趾切除を行っている. Chocron[11] は, 劣側切除を基本とし, 同等の場合には合趾の有無で切除趾を決定している.

すなわち合趾があれば 5 趾, なければ 6 趾を切除する. Saito[12] は劣側切除を基本としながら, 同等の場合には 5 趾切除を行っている. その根拠として, 6 趾の外反変形の多くが改善する点, 趾間形成に有利な点を挙げている.

術後の愁訴は, 短趾, 太い, 外反, 瘢痕, 趾間が浅い, 痛みである. 術後短趾となる症例は術前からすでに短趾であること, 短趾であっても指の成長速度は健側と同等であることが指摘されている[12] ため, 積極的に健側と同等の長さに再建することが望ましいと考える.

筆者は単純 X 線をもとに 5 趾中足型, 5 趾趾節

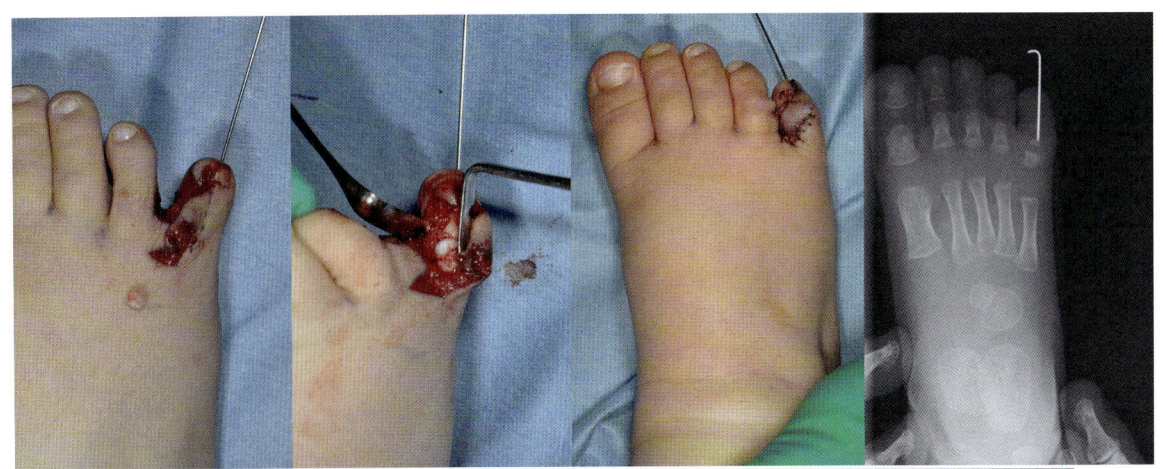

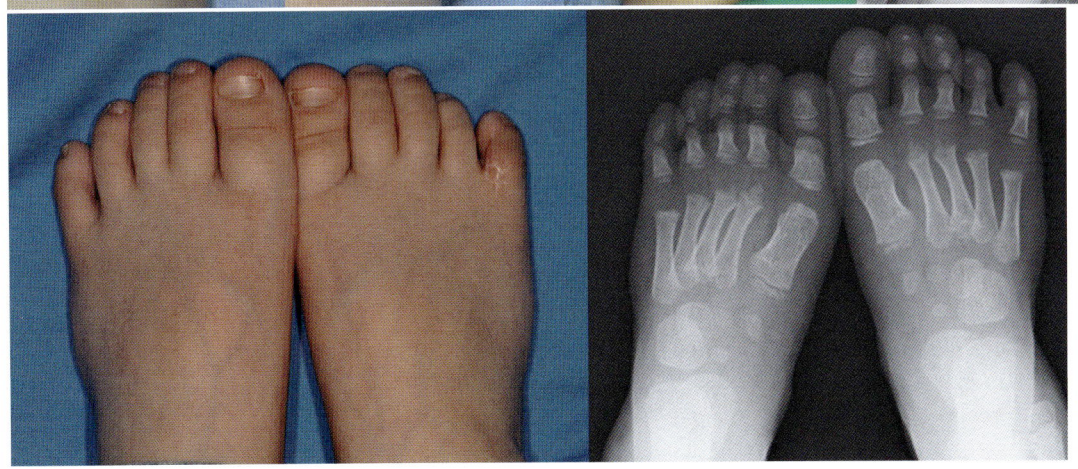

$\dfrac{c}{d}$

図 4-c, d. 症例 2：1 歳，男児．右 5 趾列多合趾症，他の先天異常なし

c：第 5 中節骨と末節骨を摘出した．5 趾 PIP 内側靱帯骨膜弁を第 6 中節骨に縫合して 6 趾 PIP 内側靱帯を再建した．摘出した第 5 中節骨を内側高 2 mm，外側高 3 mm の断頭円柱状に加工して移植骨を作成した．第 6 基節骨骨幹部を骨切りし，移植骨を移植して 0.7 mm 鋼線で固定した．

d：術後 2 年の臨床写真と X 線．再建趾の指軸は良好であった．長さはやや短く，趾間はやや浅いが，満足度は高かった．X 線上基節骨は健側より長く，骨端線は開存していた．

型，6 趾型に分類している．5 趾型の中で MP 関節部に骨が存在するタイプ（代表症例 1；図 3）を Watanabe[2] は 5 趾列基節型に分類しているものの，中足型と基節型の移行型であると記載している．このタイプは，X 線上他の基節型よりは，中枢が欠損した中足型の亜型に近いものであり，治療法も中足型に準じることから，筆者は 5 趾中足型に分類している．

切除趾の選択基準に 4/5 合趾の有無は含めない．5 趾中足型では短趾となるため，第 5 基節骨以遠を第 6 基節骨上に移行する on-top plasty を行う．筆者が開発した方法[13)14)] は Togashi[15] の方法

を改良したものであるが，背側に瘢痕を残さない利点がある．5 趾趾節型では，5 趾温存に伴う痛み，6 趾温存に伴う外転が主な問題点であり，また軽度の短趾を呈する場合がある．第 5 趾節骨の内側偏位を生じており，これを温存すると痛みの原因となる．内側偏位している趾節骨の部分切除が報告[16] されているが，長期経過が不明であるため，5 趾を切除し，骨膜弁や靱帯を用いて 6 趾外反を矯正する．外反が残る場合や短趾の場合には，基節骨を骨切りし，切除趾からの骨移植を行って矯正する．ただし，外反については自然に改善される傾向にあるため，指軸矯正目的での骨

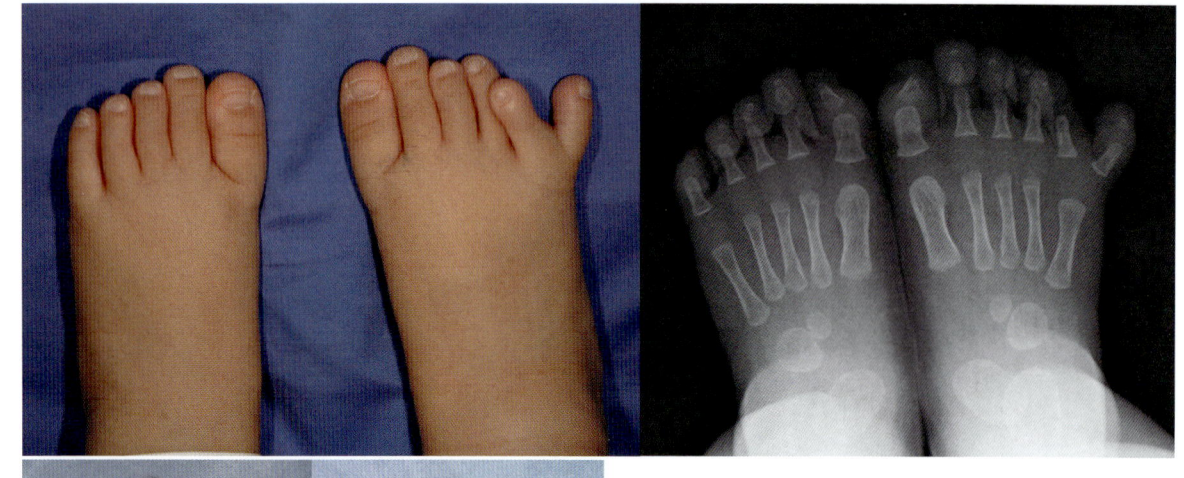

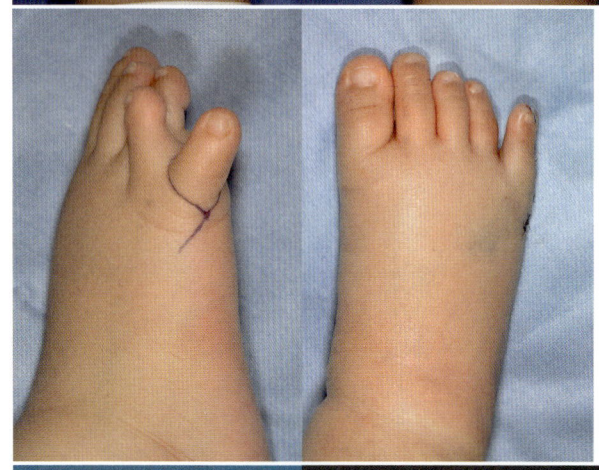

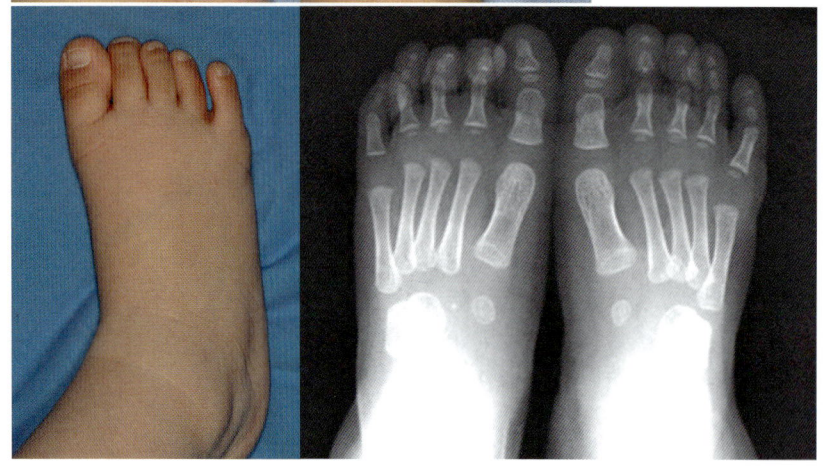

$\dfrac{a}{\dfrac{b}{c}}$

図 5. 症例 3：10 か月，女児．右 5 趾列多趾症，他の先天異常なし

a：6 趾型．5 趾と 6 趾は MTP 関節で分岐していた．5 趾は内反変形，6 趾は外反変形を呈していた．

b：術式．6 趾切除．第 6 基節骨以遠を切除した．中手骨頭は幅広かったため，外側を削った．第 6 基節骨に付着していた小趾外転筋を第 5 基節骨に移行することで 5 趾の内反を矯正した．分岐していた 6 趾屈筋腱を底側皮下に縫合して背屈変形を矯正した．

c：術後 1 年の臨床写真と X 線．再建趾の長さ，指軸，趾間の深さはいずれも良好であった．X 線上骨端線は開存していた．

移植は不要であるかもしれない.

6趾型では6趾を切除する. 5趾内反を呈する場合にも靭帯縫合や外転筋移行のみで矯正可能である.

4/5合趾は5趾趾節型で高頻度に生じる一方で, 6趾型では生じない. 趾間が浅くならないように皮弁を趾間の底部にしっかり挿入することが大切である. PIP 関節程度までの浅い合趾では three square flap[17]を用いれば植皮は必要ない. DIP 関節程度の深い合趾では背側や底側からの矩形皮弁で趾間の底部を作成し, 側面には植皮を併用する. 背側や底側中枢からの島状皮弁[18]も可能であるが, 植皮は避けられない. 再建趾が太くなりやすいため, なるべく細い趾を形成するように配慮する.

X. 術後ケア

再建趾は血行障害を生じる危険がある. 術中には皮膚縫合や植皮前に駆血を解除して足趾の血行を確認し, 不良であれば移植骨を減量するなどして延長量を減らす. その後皮膚縫合や植皮を行うが, 血行が不良になる場合には一部創を開放したままとすることや, タイオーバーの糸を緩める. まずは手術を良好な血行状態で終了する必要がある. また術後は趾先端部の血行が評価できる状態とし, 定期的に観察する. 腫脹が増強しないように患趾を挙上する.

XI. 評価法

外観の評価が主体であり, 再建趾の長さ, 指軸, 趾間の深さ, 靴のサイズ, 疼痛などをチェックする. X 線検査は補助的であるが, 移植骨の癒合, 骨端線の開存などをチェックする.

XII. フォローアップ(頻度・注意点)

靴を履くこともあり, アライメントが増悪することはほとんどないが, 骨端線閉鎖までフォローすることが理想的である. 定期的なフォローが困難な患者には, 外反の増悪傾向が認められた場合

には受診するよう説明しておく.

XIII. 代表症例

1. 5趾中足型に対する on-top plasty(図 3)
2. 5趾趾節型に対する5趾切除と骨移植(図4)
3. 6趾型に対する6趾切除(図5)

参考文献

1) 北山吉明ほか：足趾多趾症の治療. 日形会誌. **5**：383-391, 1985.
2) Watanabe, H., et al.：Polydactyly of the foot：an analysis of 265 cases and a morphological classification. Plast Reconstr Surg. **89**：856-877, 1992.
   Summary 多趾症の豊富な症例を詳細に分析している. 骨形態のイラストもわかりやすい.
3) 今野みどり, 平瀬雄一：足多趾症の臨床像及び小趾列多趾症の術後成績と手術方法の検討. 日形会誌. **17**：211-225, 1997.
4) 須永 中ほか：第Ⅳ・Ⅴ・Ⅵ趾癒合型多趾症に対する新しい手術法 切除趾の選択と足底皮弁を用いた趾間形成. 形成外科. **48**：155-159, 2005.
5) 池田克己：足指先天奇形の臨床像及び血管造影像に関する研究. 中部整災誌. **35**：7-24, 1992.
   Summary 種々の足趾先天異常の動脈走行が示されており, 大変興味深い内容である.
6) Temtamy, S. A., McKusick, V. A.：Synopsis of hand malformations with particular emphasis on genetic factors. Birth Defects. **5**：125-184, 1969.
7) 平瀬雄一：足多指症の分類と治療. 慈恵医大誌. **102**：1773-1792, 1987.
8) Blauth, W., Olason, A. T.：Classification of polydactyly of the hands and feet. Arch Orthop Trauma Surg. **107**：334-344, 1988.
9) Kubat, O., Antičević, D.：Does timing of surgery influence the long-term results of foot polydactyly treatment? Foot Ankle Surg. **24**：353-358, 2018.
10) Uda, H., et al.：Treatment of lateral ray polydactyly of the foot：focusing on the selection of the toe to be excised. Plast Reconstr Surg. **109**：1581-1591, 2002.
11) Chocron, Y., et al.：Lower extremity postaxial polydactyly：Current literature status and future avenues. J Plast Reconstr Aesthet Surg. **74**：2977-2992, 2021.

12) Makino, A., Saito, S. : Morphologic changes in postaxial polydactyly of the foot : a standardized quantitative analysis using the Watanabe-Fujita classification. Plast Reconstr Surg. **153** : 170e-180e, 2024.

13) 小平　聡ほか：短趾の外側列多趾症に対する on top plasty の工夫．日本形成外科学会総会・学術集会抄録．**55** : 219, 2012.

14) Usami, S., Kodaira, S. : Primary on-top plasty for treatment of short-type postaxial polydactyly of the foot. Ann Plast Surg. **77** : 223-225, 2016.

15) Togashi, S., et al. : A new surgical method for treating lateral ray polydactyly with brachydactyly of the foot : lengthening the reconstructed fifth toe. J Plast Reconstr Aesthet Surg. **59** : 752-758, 2006.

16) Iba, K., et al. : An individualized approach to surgical reconstruction for lateral polydactyly of the foot with an emphasis on collateral ligament reconstruction. Plast Reconstr Surg. **130** : 673e-680e, 2012.

17) Bandoh, Y., et al. : The three-square-flap method for reconstruction of minor syndactyly. J Hand Surg Am. **22** : 680-684, 1997.

18) 林　礼人ほか：足趾多合趾症に対し我々の行っている手術法　皮下茎皮弁を用い植皮を必要としない趾間形成術．日形会誌．**21** : 521-527, 2001.

PEPARS No.220：37-47，2025

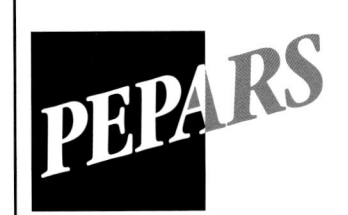

◆特集／手足先天異常　総まとめ BOOK

手足先天異常各論

母指形成不全症

高木　岳彦*

Key Words : 母指形成不全(hypoplastic thumb)，母指対立再建(opponensplasty)，中足骨移植術(metatarsal bone transfer)，母指化術(pollcization)，分類(classification)

Abstract　　母指形成不全症は，母指の先天性の発育不全により生じる病態であるが，母指球筋がわずかに萎縮しているものから完全に欠損するものまで様々である．その病態に応じて治療方針が決定されるが，他の臓器異常が合併していることも少なくなく，合併症に対する留意をしつつ治療に当たらなければならない．母指は手の機能の要となるため，適切な機能再建が望まれるが，一方で浮遊母指を含めた重度の母指形成不全でも家族に母指温存の希望が多いため，適切な再建方法を模索してきた．母指形成不全症の治療方針とその中でも特に重症例で現在当科が施行している母指温存の再建方法を詳述した．

Ⅰ．定義・病態

　母指形成不全症は，母指の先天性の発育不全により生じる病態であるが，母指球筋がわずかに萎縮しているものから完全に欠損するものまで様々である．また橈骨列形成不全(橈側列欠損)の一部分症と考えられ，前腕においても正常のものから橈骨が欠損し尺骨が強く橈側に弯曲するものまで多岐にわたる．なお，橈側列形成不全は骨および関節，筋肉および腱，靭帯，神経，血管といった前腕の橈側の構造が低形成となる病態である[1]が，他の臓器異常が合併していることが少なくないのも特徴である．VACTERL(vertebral defects, anal atresia, cardiac defects, tracheo-esophageal fistula, renal anomalies, and limb abnormalities)連合，TAR(Thrombocytopenia-absent radius)症候群，Holt-Oram 症候群，Fanconi 貧血[2]などに合併することが知られている[3]．そのため，心エ

コー検査，腎エコー検査，脊椎単純 X 線検査，全血球検査，染色体検査を行うべきである[4]が，国内においては心臓の評価は形成外科や整形外科を受診するよりも前に新生児科，小児科で施行されていることも多く，紹介元での確認が必要である．また，Fanconi 貧血中，母指形態異常の割合が42.9%[5]，母指形成不全中，Fanconi 貧血の割合が0.6～1.0%[3][6]という米国の報告がある．予後の悪い疾患であり，また貧血自体に気付かれるのが4～5歳のことが多く，母指形成不全など手の異常があれば新生児科，小児科よりも形成外科や整形外科に先に受診することがある．Fanconi 貧血は早期に診断し，早期に造血幹細胞移植を行う方が予後がよいとされている．Fanconi 貧血を合併している場合，低身長，低体重，赤血球値など血液データが低値の患児が多く，そのような術前検査結果の場合，Fanconi 貧血の可能性を考え，早期に小児科へコンサルトして患児の予後悪化を予防すべきと考えている．このように形成外科医，整形外科医が早期発見の手がかりをつかむ可能性があることにも留意しなければならない．

* Takehiko TAKAGI, 〒157-8535　東京都世田谷区大蔵 2-10-1　国立成育医療研究センター整形外科，診療部長

Ⅱ．疫　学

橈側列形成不全は尺側列形成不全よりも約2:1で発生率は高く，最もよく遭遇する縦軸形成不全である[7]が，稀な疾患である．発生数は報告によって異なり，出生 50,000～100,000 人に 1 人の割合で発生し，前腕に特に異常なく，母指のみの低形成患者を含むすべての橈側列形成不全の発生率は，約 30,000 人に 1 人としている[8]．一方 Murphy らの systematic review では橈側列形成不全が出生 10,000 人に 1 人の発生としている[9]．実際は 6,000～8,000 人中 1 人のところ，周産期死亡率が 30% なのでそのくらいであろうということになっている．男児の有病率は 3:2 でやや高く[10]，白人に多い[6]と報告されている．

以上のように，これらの疫学は母集団によって，また報告によって様々である．近年，世界各国でも先天疾患のレジストリーが盛んに行われている[11][12]が日本やアジア諸国でもレジストリーの構築を行い，より正確な疫学調査を行う必要があると考えている．

Ⅲ．病　因

胚発生(embryogenesis)において橈側列形成不全のリスクが高まる臨界期があると考えられている．ヒトの場合，上肢は胎生 4～8 週の間に形成されるため，環境によるものか遺伝によるものかに関わらず，胎生 4～5 週の臨界期に発生する可能性が高いと考えられている[10]．

ただし，その時期に発生するであろうということは推測がつくが，環境因子なのか遺伝因子なのか原因はいまだ不明である．その時期における，橈側列形成不全の分子的根拠はまだ不明であるが，重症度が増すにつれて全身的な合併症の発生率も高くなることは知られている[3]．

Ⅳ．術前診断

母指形成不全の診断は，重症度の違いこそあるが，母指が欠損ないし低形成であることから容易に診断がつく．その上，橈側列形成不全として前腕の橈側が低形成であれば，手関節の橈屈変形が生じるため，生下時にはその形態より診断される．

一方，軽度の母指形成不全は生後少し経ってから気付かれることも少なくない．通常の発達では生後 6 か月前後より自分の手を使ってものをつまむ，つかむ動作を始めるが，その時に罹患側の手を使わないとか，母指の開きがおかしいという愁訴で来院となることもある．内転拘縮を起こしているようないわゆる握り母指の状態となっていることで気付かれる．また年齢が上がるにつれて，日常生活の動作が複雑になるため，例えば，ボタンを留める，キーボードを打つ，靴紐を結ぶなどは，子どもが大きくなってから行う作業であるため，稀に小学校入学以降に気付かれるケースもある．

診断は，さらに単純 X 線写真を確認して行われる．特に母指形成不全の場合，母指の近位側が低形成であることが特徴で，母指球筋の萎縮のみのような軽症の場合でも，単純 X 線写真で健側と比較すると第 1 中手骨の特に近位の幅が狭くなっていることがしばしば見られる．また，母指球筋の低形成に伴い，母指の開きが不良な症例はコーンを母指と示指で把持させてその状態の単純 X 線写真を撮影することでより母指の開きを確認することができる[13]．第 1-2 中手骨間が狭小化し，それを代償するかのように MP 関節で過外転する像が見られる．母指球筋の低形成の程度については超音波画像によっても評価可能で，超音波画像は母指対立再建術を行う際にも移行筋に使用する筋の評価にも使用される．

Ⅴ．歴　史

先天性橈骨欠損，母指欠損の症例として 1733 年の Petit によって骨や筋腱の解剖を詳細に記載した記録が残っている．Petit は，橈骨ならびに母指が完全に欠損し両手関節が内反した新生児の症例を報告した[14]．

以来，特に 19 世紀を通じて，解剖学的解剖に基づく症例報告がいくつか残されている[15]．これに関しては Kato による詳細な報告があり，それによれば 1865 年に Gruber が 14 例を報告し最初のレビューが行われたとしている．その後に相次い

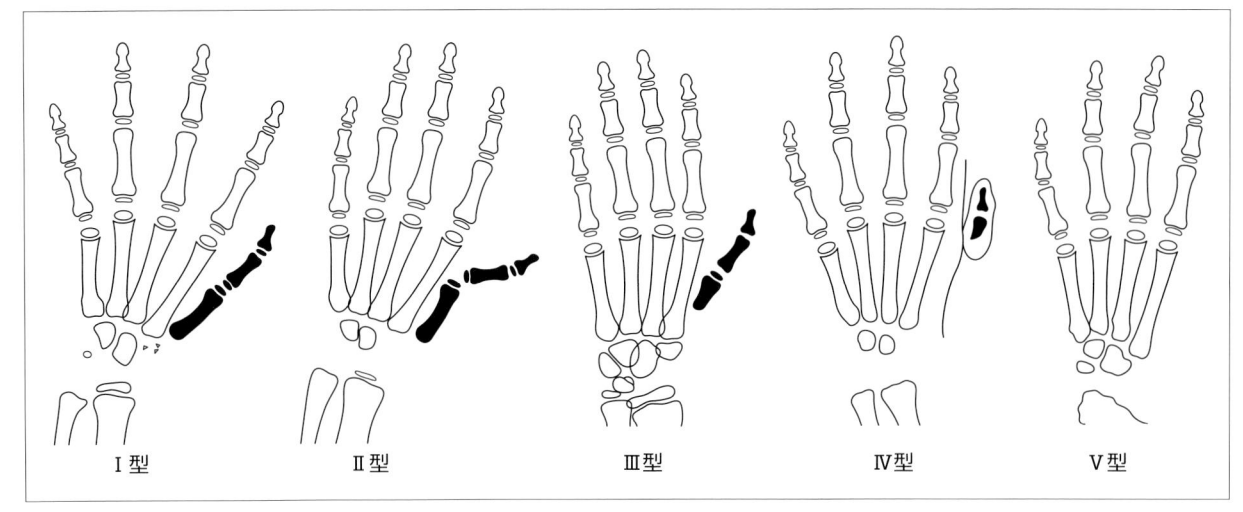

図 1. 母指形成不全の Blauth 分類[18]
Ⅱ型は，低形成の第 1 中手骨が第 2 中手骨に近接し，MP 関節で橈屈している．Ⅲ型は第 1
中手骨が近位部で欠損している．Manske 分類[19]のⅢA 型，ⅢB 型が Blauth 分類[18]のⅢ型を
分けたものではなく，Manske のⅢA 型は Blauth のⅡ型に近く，ⅢB 型はⅢ型に近い．

で報告された橈骨完全欠損または部分欠損に伴う
橈屈変形について 250 例を渉猟し，自身の症例 3
例を加えた 253 例の橈側列形成不全症の解剖学
的，病理学的検討ならびに，発生率，臨床像，診
断，予後に関する包括的な研究報告を行った．特
に 20 世紀に入って X 線写真が撮影されるように
なってから詳細な骨形態の分析を行われている[16]．

　手術に関しては，1893 年 Sayre が，詳細な解剖
学的検討と同時に，月状骨と有頭骨を切除してそ
こに尺骨遠位を挿しこむという手術記録と橈屈変
形が改善された写真が掲載されており[17]，この頃
から中心化術の概念があったことが理解できる．

Ⅵ. 分　類

　Blauth の 分 類(1967)[18]と Manske の 分 類
(1995)[19]が一般的によく知られている．その後，
James(1996)[20]，Tonkin(2014)[21]らも病態に合わ
せて適切な分類を提唱しているが，今もなお
Blauth，Manske 両者の分類が多く引用されてい
るため，これらの分類について述べたい．概要は
以下の通りである．

　Blauth は以下の 5 型(Grad Ⅰ，Ⅱ，Ⅲ，Ⅳ，Ⅴ)
に分類している(図1).

　Ⅰ型(Grad Ⅰ)：第 1 中手骨がわずかに短縮して
いる．

　Ⅱ型(Grad Ⅱ)：第 1 中手骨がさらに低形成とな
り，MP 関節で橈屈している．第 2 中手骨に近接
している．

　Ⅲ型(Grad Ⅲ)：第 1 中手骨が部分的に欠損(近位
部で欠損)している．

　Ⅳ型(Grad Ⅳ)：母指の基節骨，末節骨が，さら
に低形成となり，弯曲している．

　Ⅴ型(Grad Ⅴ)：母指が完全に欠損している．

　Manske は以下の 6 型(Type Ⅰ，Ⅱ，ⅢA，Ⅲ
B，Ⅳ，Ⅴ)に分類している．

　Ⅰ型(Type Ⅰ)：母指がわずかに短縮して狭小化
している．

　Ⅱ型(Type Ⅱ)：母指示指間が狭小化，母指球筋
が低形成，MP 関節が不安定である．

　ⅢA 型(Type ⅢA)：Type Ⅱの特徴に加え，外在
筋の異常が見られ，第 1 中手骨が低形成であるも
のの，CM 関節は安定している．

　ⅢB 型(Type ⅢB)：Type Ⅱの特徴に加え，外在
筋の異常が見られ，第 1 中手骨が部分的に欠損し，
CM 関節は不安定である．

　Ⅳ型(Type Ⅳ)：浮遊母指

　Ⅴ型(Type Ⅴ)：母指完全欠損

　ここで注意したいのは Manske のⅢA 型，ⅢB

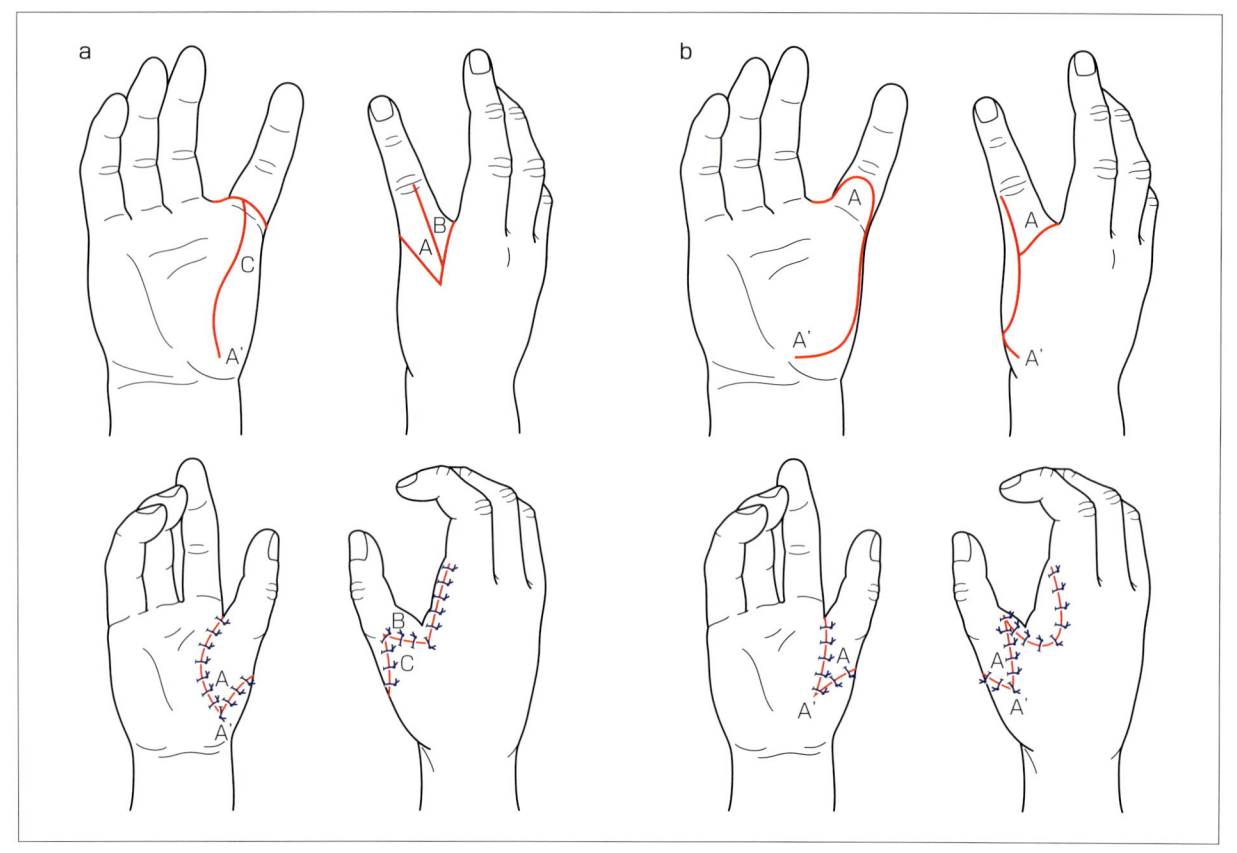

図 2. 母指化術の皮切

a：Buck-Gramcko の方法[26]

b：Ezaki の方法[27)28]．Ezaki の方法はいわゆる "Ezaki design" として知られる方法であり，示指の掌側に沿ってより滑らかな皮膚を配置できるように改良されたデザインであり，筆者も最近はこの方法で行っている．

型が Blauth のⅢ型を分けたものではないということである．第1中手骨の記載でわかるように Blauth のⅡ型が Manske のⅢA 型に近く，Blauth のⅢ型が Manske のⅢB 型に近い．国内，国外問わず「Blauth type ⅢB」のような記載が散見されるが，そもそも Blauth はⅢA，ⅢB とは分類しておらず，しかも Manske が Blauth のⅢ型をⅢA 型とⅢB 型に亜分類したような誤解を招きがちだが，少なくとも Manske の分類は Blauth の分類に修正を加えたというよりは独自の分類と考えてよいと思っている．

そのためⅢB 型と言われている形態は「Type ⅢB」とするか「Manske type ⅢB」とすべきである．ⅢA 型とⅢB 型は治療方針が異なるため，以降 Manske の分類（Type Ⅰ，Ⅱ，ⅢA，ⅢB，Ⅳ，Ⅴ）に従って述べる．

Ⅶ．当科の治療方針

橈骨の低形成に伴う手関節の橈屈変形（いわゆる橈側内反手）が強い場合はまずその治療を行う．ストレッチ運動と夜間装具，創外固定による軟部組織延長ののち，1歳すぎに手術を行う．手術は中心化術[22)23]，橈側化術[24]，Vilkki 法[25] などが報告されているが，今回母指形成不全症の内容のため詳細は割愛する．

その後母指形成不全症に関して1歳半〜2歳過ぎに手術を行うが，手術方針については，母指完全欠損［Type Ⅴ］，母指低形成（重症例）［Type Ⅳ，ⅢB］，母指低形成（軽症例）［Type ⅢA，Ⅱ］に大別される．

母指完全欠損，低形成（重症例）［Type Ⅴ，Ⅳ，ⅢB］までが示指の母指化を行い，低形成（軽症例）

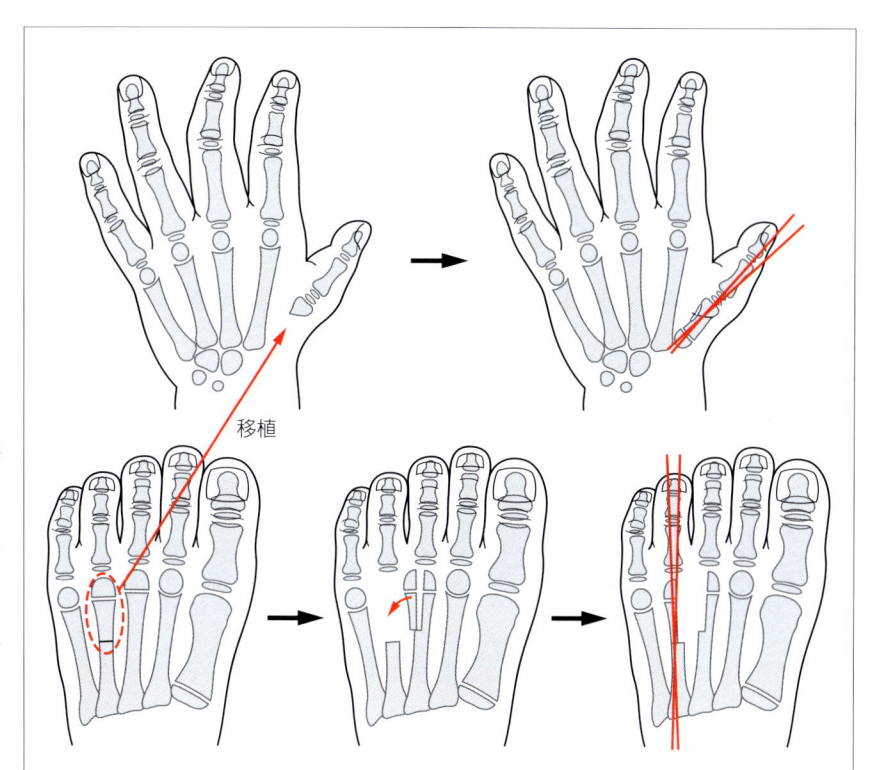

図 3.
母指低形成（Type ⅢB，Type Ⅳ）の母指温存手術 1 期目（骨軟骨再建）の概要[32]
第 1 中手骨近位部の欠損に対して第 4 中足骨頭を用いて骨性の支持を得る．大菱形骨とも考えられる手根骨橈側の軟骨様突起物受け皿として第 4 中足骨頭をここに入れ周囲の靭帯組織を縫合して CM 関節を再建する．採取された第 4 中足骨の空隙には半裁した第 3 中足骨を埋め，1.0 mm の K-wire 2 本で固定して第 4 趾の落ち込みを避けるようにする．

移植

［Type ⅢA，Ⅱ］が母指対立再建や第 1 指間形成を含めた再建術の適応としており，それが欧米でのスタンダードになっている[4]．しかしながら，浮遊母指を含めた重症例の母指形成不全症に母指を諦めて示指を母指化するよりも母指を温存する家族の気持ちは強く，工夫しながら再建を行っている（後述）．重症度別に当科での方針を列挙していく．

○母指完全欠損［Type Ⅴ］→示指の母指化術

示指〜小指のみの手に対して，示指を母指化することには異論はなく，当科でも同様に行っている．皮切は以前は Buck-Gramcko が提唱した方法[26]（図 2-a）で行っていたが，Ezaki が提唱したよりシンプルな方法[27)28]（図 2-b）で行い展開している．Ezaki の方法はいわゆる "Ezaki design" として知られる方法であり，示指の掌側に沿ってより滑らかな皮膚を配置できるように改良されたデザインで，筆者も最近はこの方法で行っている．

○母指低形成（重症例）［Type Ⅳ，Type ⅢB］→1．骨関節再建（第 4 中足骨頭移植），2．筋腱移行（小指外転筋移行，環指浅指屈筋移行，固有示指伸筋腱移行）

リンパ浮腫の強い浮遊母指を除いて，母指温存をした再建手術を行っている．母指温存の希望に応えるためにこれまでにも第 2MTP 関節移植[29]，半裁中足骨移植[30]，第 4 趾基節骨移植[31] などの報告があるが，当科では 2 期に分けて 1 期目（骨関節再建）として，第 4 中足骨頭を欠損している第 1 中手骨基部に移植し，数か月の後に，2 期目（筋腱移行）として，小指外転筋移行ならびに環指浅指屈筋腱移行，示指伸筋腱移行で再建を行っている[32]．その手術手技について詳述する．

以下のような手順で現在施行している．

＜1 期目（骨関節再建）＞（図 3）

① 浮遊母指〜第 2 中手骨基部展開

手根部橈側に骨軟骨様突起物が触知されるため，まず母指 IP 関節高位〜手根骨橈側にかけて皮切を行い展開する．まず遠位部分（固有指部）と近

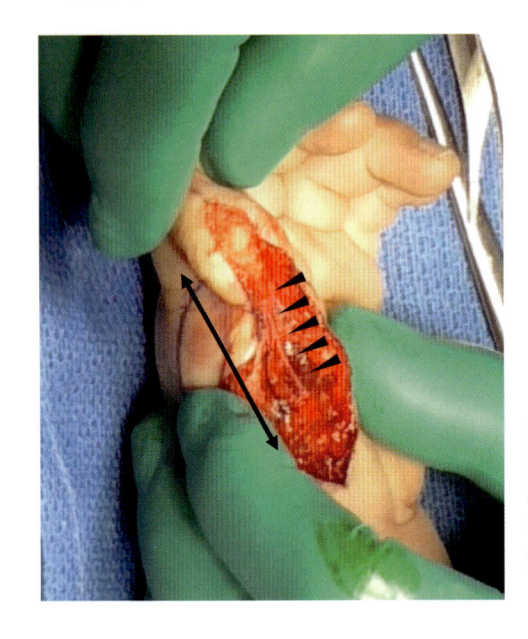

図 4.
浮遊母指の展開
血管神経束（矢頭）を温存しながら慎重に展開し，第1
中手骨近位の空隙の長さを測定（矢印）し，その長さの
第4中足骨を採取することに決定する．

位部分（中手骨高位）を展開し血管神経束を同定して，その浅層をすくうように浮遊母指の stalk 部分についての皮膚をモスキートペアンですくいながら切開し，血管神経束を温存しながら慎重に展開する．

　皮下を分け，遠位は第1中手骨に到達する．第1中手骨は近位は先細りの状態かつ欠損している状態であるが，母指球筋が腱様に伸びて第1中手骨基部の先細り部に停止していたため，これを切離したのち，リュエルで海綿骨が出てくるまでトリミングする．

　大菱形骨とも考えられる手根骨橈側の軟骨様突起物の受け皿として，母指を自然な回内対立位にして第1中手骨近位の空隙の長さを測定し，その長さの第4中足骨を採取することに決定する．通常 20～25 mm のことが多いが，低年齢で行う場合，低形成の程度が強い場合，20 mm 未満のこともあり症例により異なるため，必ずここで長さを測定することが重要である（図4）．

② 第4中足骨採取

　第3，4中足骨が展開できるように右足背部を緩くカーブ状の皮切を置く．伸筋腱を遠位部までしっかり出し，神経鈎でよけて第4中足骨へ到達する．①で測定した長さ分の骨頭部〜骨幹部が必要であったため，まず近位端をボーンソーで切離

してそれを遠位へ持ち上げるような形で切除していく．切除第4中足骨を引っ張り下げるように MTP 関節部を確認するが，背側関節包をまず基節骨付着部より切離，次いで側副靭帯，掌側板を骨頭部に付着させて切離する．切除第4中足骨は骨頭部に側副靭帯と掌側板が適度に付着している．その軟部組織が屈伸軸に可動するようになるため，これを後の母指 CM 関節の屈伸軸に合わせ縫合するようにする．掌側板を切離する際に屈筋腱や周囲筋腱を切離しないよう，まず近位で屈筋腱を同定し，これをよけるようにして掌側板をうまく剥がすことも重要である．

③ 半裁第3中足骨→第4中足骨へ移植

　次いで第3中足骨外側を半裁するため同様に第3中足骨を展開し，遠位端より切除した第4中足骨の長さ分まで中線を引き（先に切除した第4中足骨を当てそれを参考にしてもよい），外側に切開線を入れる．骨頭部は軟骨のため小円刃で切離し，小円刃で切離不能な骨部について 1.0 mm Kirschner 鋼線（K-wire）で痕をつけ，ボーンソーで注意深く切離して，外側半裁第3中足骨を切除する．

　1.0 mm K-wire 2 本，2～3 mm 間隔に第4趾基節骨から遠位へ逆行性に挿入する．その後，外側半裁第3中足骨を第4中足骨欠損部に置き，術者

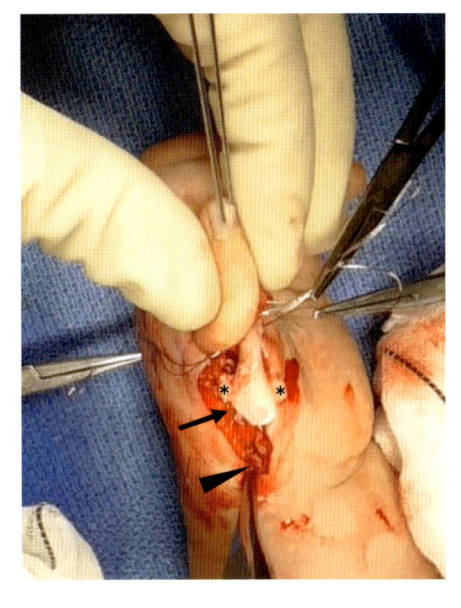

図 5.
第4中足骨と第1中手骨基部とを2本の1.0 mm K-wire で接合し，第4中足骨頭(矢印)を大菱形骨にあたる軟骨突出部(矢頭)に載せる．大菱形骨周囲の軟部組織に Nylon 糸をあらかじめかけておき，第4中足骨骨頭部に付着している掌側板ならびに外側・内側側副靭帯(＊)を縫合して，母指 CM 関節を形成する．

は直視下に見ながら助手に末梢から先に通した 1.0 mm K-wire をまず1本を半裁第3中足骨に通し，さらに第4中足骨近位部を通した．適度な回旋軸に合わせもう1本の K-wire を通し，半裁第3中足骨を固定する．

またこれに先立ち，半裁第3中足骨基部を 1.0 mm K-wire で穴をあけ 21 G 針を通し，0.23 mm surgical wire を2本(2つに折り曲げたものを)通し，さらに第4中足骨近位部に同様に 21 G 針を通し互いを締結して圧着させる．単純 X 線写真にて整復固定が良好であることを確認したのち，閉創する．

④ 第4中足骨→第1中手骨へ移植

ⓐ 切除した第4中足骨について骨頭部を近位側(手根骨側)に向け，まず，母指の位置なども含めうまく適合することを確認する．母指の基部の骨(痕跡的な第1中手骨)基部を小円刃で少し剥がし海綿骨を露出させて，慎重に 1.0 mm K-wire で骨孔を作成しそこに 21 G 針を挿入し，0.23 mm surgical wire を2本(2つに折り曲げたものを)挿入する．次いで第4中足骨基部に 1.0 mm K-wire で骨孔を作成し，そこに 21 G 針を挿入して 0.23 mm surgical wire 2本を挿入する．

ⓑ 第4中足骨骨頭部に付着している掌側板ならびに外側・内側側副靭帯を後に縫合できるように

大菱形骨基部の軟部組織に 5-0 Nylon 糸をあらかじめかけておく．

ⓒ 第4中足骨にまず2本 1.0 mm K-wire を通し，第1中手骨基部と接合し，逆行性に第4中足骨→第1中手骨へ通し母指を貫かせる．次いで，適度な母指回内，橈側掌側外転位として順行性に先に骨切りして受け皿にした近位まで通し，固定する．

ⓓ 先に手根骨橈側基部の軟部組織にかけておいた 5-0 Nylon 糸を締結し，第4中足骨の外側・内側側副靭帯を締結する(図5)．

⑤ 皮弁形成，全層植皮，閉創

洗浄ののち閉創するが，緊張が強い場合，背側に第2中手骨高位で三角皮弁を起こして覆う．次いで背側に皮膚欠損部が生じるため，そこを全層植皮する．採皮部は足内果部でもよいが，2期目に小指外転筋移行(Huber 法)を行うため手掌部尺側の皮膚を用いてもよい．これによりうまく閉創が可能で外観上の形を整えることができる．皮弁部分，母指指尖部いずれも色調に問題ないことを確認して手術を終了する．

術後は上肢，下肢ともにシーネ固定する．ともに骨癒合を適宜確認しながら数週間程度の固定ののち，シーネを除去し経過をみていく．6か月程

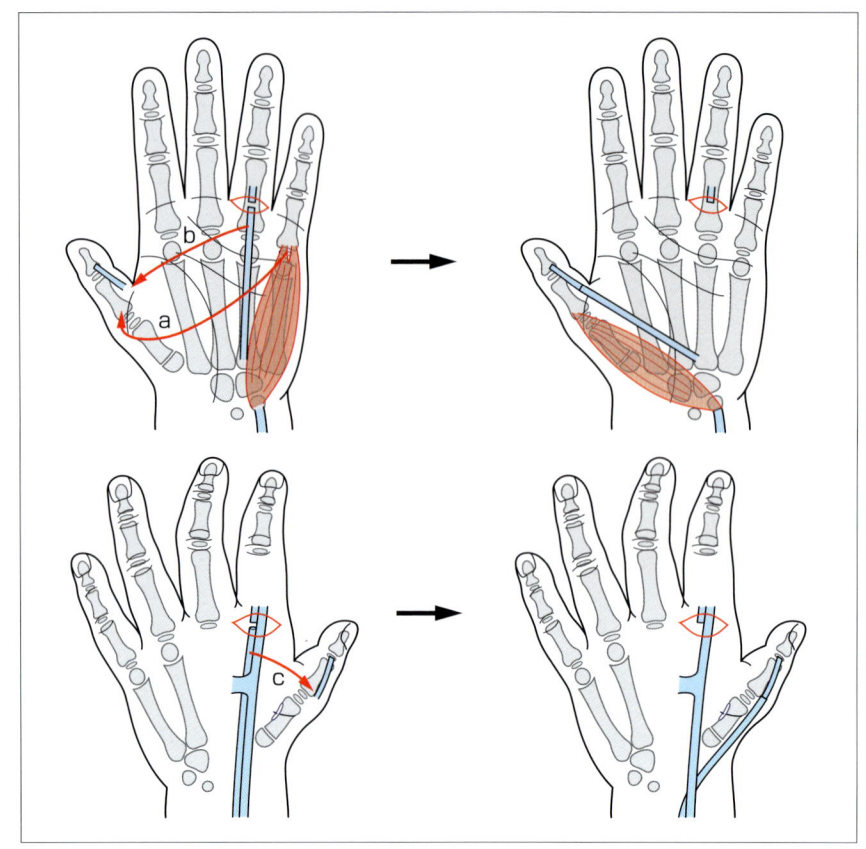

図 6. 母指低形成（Type ⅢB, Type Ⅳ）の母指温存手術 2 期目（筋腱移行）の概要[32]
小指外転筋移行による母指対立再建(a)，環指浅指屈筋腱移行による母指屈曲再建
(b)，固有示指伸筋腱移行による母指伸展再建(c)を行う．もともと IP 関節が低形
成のため，屈曲再建，伸展再建と言っても強い自動屈伸が得られるのではなく母
指の安定性に寄与していると考えられる．

度間隔をおいて以下の筋腱移行を行っている．な
お，移行先に母指屈筋腱，伸筋腱の乏しい場合は
小指外転筋移行のみを行う場合もある．

＜2 期目（筋腱移行）＞（図 6）

① 第 1 指間（母指示指間）拡大

多くの症例では第 1 指間（母指示指間）の狭小化
があるため，Double opposing Z-plasty の要領に
より，母指対立位をとらせて線状に緊張する部分
を同定して皮切を施行する．皮下を分け，背側骨
間筋の筋膜など第 1 指間の狭小化の原因となって
いる膜性組織を切離，切除して CM 関節レベルか
ら拡げるように第 1 指間を拡げる．

② 長母指伸筋腱，長母指屈筋腱の同定

さらに母指へ展開し，伸側，屈側を各々確認し
長母指伸筋腱，長母指屈筋腱を同定する．長母指

屈筋腱については牽引により IP 関節の屈曲が得
られて滑走の存在を確認するのがよい．長母指伸
筋腱については屈筋腱に比べ，IP 関節の伸展に乏
しい場合が多いが MP 関節の含め母指全体の伸展
側の安定性に寄与していると考え，これを移行先
に用いている．

③ 固有示指伸筋腱の同定，切離

示指 MP 関節高位背側を横切開し，示指伸筋腱
を確認しこれを牽引して，手関節高位背側の緊張
を触れた部位で同様に横切開して固有示指伸筋腱
を同定する．MP 関節高位で切離し手関節高位で
引っ張り出す．

④ 小指外転筋の同定，切離

小指外転筋は基部で尺側手根屈筋尺側半裁腱と
連続させ，筋の栄養血管に注意を払いながら，皮

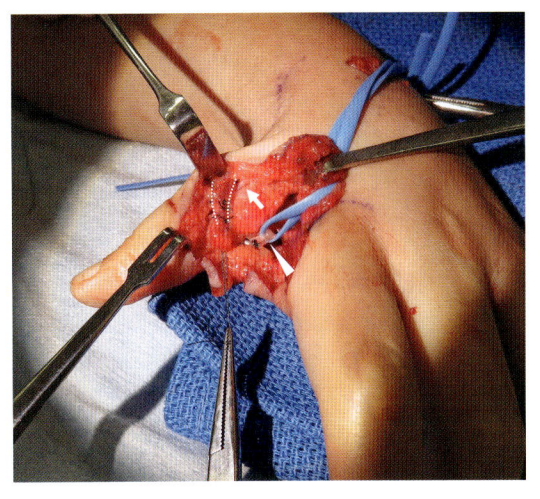

図 7.
母指対立再建
母指低形成（Type ⅢB, Type Ⅳ）の母指温存手術
2 期目で特に重要なのが母指対立再建を行うこと
である．小指外転筋（白点線）を母指の背側を回し
こみ，MP 関節尺側の基節骨基部に縫合して，母
指伸展かつ回内方向に緊張を得る．その際に緊張
を得ようとするあまり過伸展固定にならないよう
に注意する．（白矢印：固有示指伸筋腱→長母指伸
筋腱，白矢頭：環指浅指屈筋腱→長母指屈筋腱）

下トンネルを通して母指球筋部分へ導く．なお皮
下トンネルは尺骨神経や手根管を構成する正中神
経などの組織に圧迫を加えないように気をつけ
る．なお，この際なるべく長く採取するため，尺
側手根屈筋を停止部である豆状骨よりいったん剝
がしそれより近位部分を半裁させておく．移行縫
合後，こちらをさらによせて縫合して，よりよい
緊張感を持った母指のバランスを得るようにして
いる．

⑤ 固有示指伸筋腱→長母指伸筋腱移行

固有示指伸筋腱を母指基節骨背側へ導き周囲の
軟部組織を pulley としてそこを通し，長母指伸筋
腱と 5-0 Nylon で縫合し，母指伸側方向に緊張を
得る．

⑥ 小指外転筋の移行

さらに母指を回内位で持ってもらい，小指外転
筋末梢腱は移行長母指伸筋腱の浅層を通るように
母指の背側を回しこみ，MP 関節尺側の基節骨基
部に縫合して，母指伸展かつ回内方向に緊張を得
る（図 7）[33]．

⑦ 環指浅指屈筋腱→長母指屈筋腱移行

環指浅指屈筋腱を母指基節骨掌側へ導き周囲の
軟部組織を pulley としてそこを通し，長母指屈筋
腱と 5-0 Nylon で縫合し，母指屈側方向に緊張を
得る．手関節を屈伸させて腱固定効果（tenodesis
効果）を確認する．さらに母指を回内対立位とす
べく，一度剝がした小指外転筋近位部と豆状骨を
縫合して同筋を緊張させて，母指全体で良好なバ

ランスを得る．

3～4 週程度 Thumb spica スプリント固定をし
た後に積極的に興味ある玩具などを持たせて母指
を動かし始めるようにする．

このような手術を浮遊母指でも積極的に行い，
中長期成績を出している．術後 10 年の経過では特
に術後 5 年以降で移植骨の成長率は低下するもの
の機能面においては概ね良好な結果が維持されて
いる[34]．従来，示指を母指化する手術が一般的で
あり，特に欧米諸国で広く行われてきたが，近年
の手術技術の進歩に伴い，アジアをはじめ中東，
欧州においても母指温存の傾向が強まりつつあ
り，この傾向は今後，世界的にも広がる可能性が
ある．

○母指低形成（軽症例）［Type ⅢA，Ⅱ］→筋腱移行（短母指外転筋移行 or 小指外転筋移行，第 1 指間形成）

一般的な方針と同様，母指 CM 関節が安定して
いる軽症例では，筋腱移行（短母指外転筋移行 or 小
指外転筋移行，第 1 指間形成）を行う．術前に超音
波にて母指球筋の評価を行い，筋の厚さが健側と
比べて 1/2 以上ないし 5 mm 以上であればその母
指球筋である短母指外転筋移行（APB rerouting）
を行い[35]，1/2 以下であれば小指外転筋移行を行
う[33]．この短母指外転筋移行（APB rerouting）は
母指 MP 関節が過外転するような先天疾患で，一
度，外転作用を担う短母指外転筋（APB）を停止部

で切離し，背側より MP 関節尺側に回して縫合することで母指回内，対立位をとるため，先天性多発性関節拘縮症[36]，裂手症，母指多指症などの手術で好んで用いている．また多くの症例では第1指間（母指示指間）の狭小化があるため，double opposing Z-plasty の要領により，母指対立位をとらせて線状に緊張する部分を同定して進めるが，特に Type ⅢA では母指の屈筋腱や伸筋腱に線維を送っている Pollex abductus の存在[37]があり，当科でも詳細な解析を行った[38]が，これを切離して IP 関節の動きを可能な限り持たせるようにしている．

参考文献

1) James, M. A., et al.：The spectrum of radial longitudinal deficiency：a modified classification. J Hand Surg Am. **24**(6)：1145-1155, 1999.

2) Webb, M. L., et al.：Incidence of Fanconi anemia in children with congenital thumb anomalies referred for diepoxybutane testing. J Hand Surg Am. **36**(6)：1052-1057, 2011.[Epub 2011.04.22]

3) Goldfarb, C. A., et al.：Radial longitudinal deficiency：the incidence of associated medical and musculoskeletal conditions. J Hand Surg Am. **31**(7)：1176-1182, 2006.

4) Soldado, F., et al.：Thumb hypoplasia. J Hand Surg Am. **38**(7)：1435-1444, 2013.[Epub 2013.05.25]

5) Alter, B. P.：Arm anomalies and bone marrow failure may go hand in hand. J Hand Surg Am. **17**(3)：566-571, 1992.

6) Bayne, L. G., Klug, M. S.：Long-term review of the surgical treatment of radial deficiencies. J Hand Surg Am. **12**(2)：169-179, 1987.

7) Lourie, G. M., Lins, R. E.：Radial longitudinal deficiency. A review and update. Hand Clin. **14**(1)：85-99, 1998.

8) Kozin, S. H.：Green's operative hand surgery 8th edition. Churchill Livingstone, 2021.

9) Murphy, G. R. F., et al.：Correction of "Wrist" deformity in radial dysplasia：a systematic review and meta-analysis. J Bone Joint Surg Am. **99**(24)：2120-2126, 2017.

10) Oishi, S., et al.：Tachdjian's Pediatric Orthopaedics 6th edition. Elsevier, 2022.

11) Forman, M., et al.：Association of Radial Longitudinal Deficiency and Thumb Hypoplasia：an update using the CoULD registry. J Bone Joint Surg Am. **102**(20)：1815-1822, 2020.

12) Bae, D. S., et al.：Functional impact of congenital hand differences：early results from the Congenital Upper Limb Differences(CoULD) registry. J Hand Surg Am. **43**(4)：321-330, 2018.[Epub 2017.12.12]

13) Takagi, T., et al.：A radiographic method for evaluation of the index-hypoplastic thumb angle. J Hand Surg Am. **37**(11)：2320-4 e1-2, 2012.[Epub 2012.10.30]

14) Petit, J. L.：Remarques sur un enfant nouveau-né, dont les bras étoient difformés. Belgium：Mem Acad R Sci. 17, 1733.

15) D'Arcangelo, M., et al.：Radial club hand. In：Gupta, A., et al, editors. Growing hand. Mosby, 2000.

16) Kato, K.：Congenital absence of the radius. J Bone Joint Surg Am. **22**：589-626, 1924.

17) Sayre, R. H.：A contribution to the study of clubhand. Trans Am Orthop Assoc. **6**：208-216, 1893.

18) Blauth, W.：Der hypoplastische Daumen. Arch Orthop Unfall-Chir. **62**：225-246, 1967.

19) Manske, P. R., et al.：Type Ⅲ—A hypoplastic thumb. J Hand Surg Am. **20**(2)：246-253, 1995.[Epub 1995.03.01]

20) James, M. A., et al.：Characteristics of patients with hypoplastic thumbs. J Hand Surg Am. **21**(1)：104-113, 1996.

21) Tonkin, M. A.：On the classification of congenital thumb hypoplasia. J Hand Surg Eur Vol. **39**(9)：948-955, 2014.[Epub 2013.12.20]

22) Lamb, D. W.：Radial club hand. A continuing study of sixty-eight patients with one hundred and seventeen club hands. J Bone Joint Surg Am. **59**(1)：1-13, 1977.

23) Watson, H. K., et al.：A centralization procedure for radial clubhand. J Hand Surg Am. **9**(4)：541-547, 1984.

24) Buck-Gramcko, D.：Radialization as a new treatment for radial club hand. J Hand Surg Am. **10**(6 Pt 2)：964-968, 1985.

25) Vilkki, S. K.：Distraction and microvascular

epiphysis transfer for radial club hand. J Hand Surg Br. **23**(4) : 445–452, 1998.

26) Buck-Gramcko, D. : Pollicization of the index finger. Method and results in aplasia and hypoplasia of the thumb. J Bone Joint Surg Am. **53**(8) : 1605–1617, 1971.

27) Kozin, S. H. : Pollicization : the concept, technical details, and outcome. Clin Orthop Surg. **4**(1) : 18–35, 2012.[Epub 2012.02.20]

28) Carter, P. R., et al. : Index pollicization : an evolution of ideas and techniques from a paediatric orthopaedic institution. J Hand Surg Eur Vol. **47**(10) : 1004–1015, 2022.[Epub 2022.09.07]

29) Shibata, M., et al. : Reconstruction of a congenital hypoplastic thumb with use of a free vascularized metatarsophalangeal joint. J Bone Joint Surg Am. **80**(10) : 1469–1476, 1998.[Epub 1998.11.04]

30) Chow, C. S., et al. : Reconstruction of hypoplastic thumb using hemi-longitudinal metatarsal transfer. J Hand Surg Eur Vol. **37**(8) : 738–744, 2012.[Epub 2011.12.16]

31) Kawabata, H., et al. : Treatment of Blauth type ⅢB thumb hypoplasia using a nonvascularized toe phalanx. J Hand Surg Am. **46**(1) : 68. e1–e7, 2021.[Epub 2020.08.27]

32) Takagi, T., et al. : Functional and cosmetic reconstruction of floating thumb : a thumb-preserving technique. Tech Hand Up Extrem Surg. **25**(4) : 239–244, 2021.[Epub 2021.02.22]

33) Takayama, S., et al. : Modified abductor digiti minimi opponensplasty in congenital hypoplastic thumb with laxity of metacarpophalangeal joint. Tech Hand Up Extrem Surg. **6**(4) : 166–170, 2002.[Epub 2006.03.08]

34) Iigaya, R., et al. : Non-vascularized metatarsal transfer for thumb hypoplasia : a medium- to long-term retrospective study of 41 patients. J Hand Surg Eur Vol. **49**(9) : 1119–1125, 2024. [Epub 2024.01.05]

35) Yamaguchi, S., et al. : Opponensplasty with abductor pollicis brevis rerouting for types Ⅱ and ⅢA hypoplastic thumbs. J Hand Surg Am. 2024 Apr 5.[Epub 2024.04.05.]

36) Anbarasan, A., et al. : Abductor pollicis brevis rerouting and first web deepening for clasped thumb deformity in arthrogryposis multiplex congenita. J Hand Surg Eur Vol. **47**(10) : 1039–1044, 2022.[Epub 2022.06.01]

37) Tupper, J. W. : Pollex abductus due to congenital malposition of the flexor pollicis longus. J Bone Joint Surg Am. **51**(7) : 1285–1290, 1969.

38) Bessho, Y., et al. : Variation of Extrinsic Tendons of the Thumb in Type ⅢA Hypoplastic Thumbs. J Hand Surg Am. 2020.[Epub 2020.01.10]

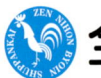

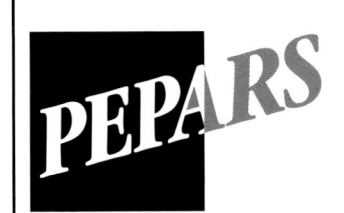

◆特集／手足先天異常　総まとめ BOOK

手足先天異常各論
裂手症(裂足症)

福本　恵三*

Key Words：裂手症(cleft hand)，裂足症(cleft foot)，裂閉鎖(cleft closure)，第1指間(first web)，指列移行(ray transfer)

Abstract　裂手症は中央指列の欠損と同部に V 字型の指間陥凹を持つ手の先天異常で，合指，多指，斜指，屈指，横走骨など様々な形態を呈することがある．指列欠損は，指の欠損がないものから，1本あるいはそれ以上のものまで様々である．裂手症，合指症，中央列多合指症が同一症例の反対手に見られるなどの臨床報告と Ogino らの動物実験による証明から，日手会分類では合指症，中央列多合指症とともに指列誘導障害の範疇に分類されている．裂足を伴うものは裂手裂足症(Split hand/foot malformation；SHFM)と呼ばれ遺伝性が高い．裂手症手術の主な目的は裂を閉鎖することによる整容的改善と，第1指間を拡大することによる機能的改善である．裂手症は多数指列欠損では高度の機能障害が見られるが，1指列欠損の機能は概ね良好である．裂手症手術の目的は整容的な改善であることが多く，指数が少ない手としてのバランスのよい手を再建すること，醜い手術瘢痕を作らないなどの整容的な配慮が求められる．

Ⅰ．定義・病態

　裂手症は中央列欠指症と同義で，定型例では中央指列の欠損と同部に V 字型の指間陥凹(裂)を持つ手の先天異常である．指列欠損は指の欠損がなく過剰な指間陥凹のみのものから，1本あるいはそれ以上の指の欠損を伴うものまで様々である(図1)．指列欠損だけでなく，合指，多指，斜指，屈指，横走骨など様々な形態を呈することがある(図2)．片側または両側に見られる．裂足を伴うものは裂手裂足症(split hand/foot malformation；SHFM)と呼ばれ(図3)，裂手症を手のみに欠損がある SHFM とする考えもある．

Ⅱ．疫　学

　発生率は Birch-Jensen によれば約90,000出生に1人とされている．手の先天異常の中で裂手症の占める割合は増澤[1]によれば1,685例中112例6.6%，荻野[2]によれば943例中2.6%である．男女比はおよそ2対1で男性に多い．罹患側は増澤[1]によれば片側70例，両側42例と片側が多く，片側例では右手47例，左手23例と右手に多い．裂足の合併(SHFM)は30例27%である．

Ⅲ．病　因

　裂手は外的あるいは遺伝的要因によって外胚葉性頂堤(apical ectodermal ridge；AER)の手板中央部に欠陥があるために生じるとされている[3]．

　遺伝性または孤発性に発症する．およそ70%に遺伝子の異常が認められ，主に常染色体顕性遺伝の遺伝形式を取るが，浸透性を欠くもの，不正な顕性遺伝もある．EEC 症候群，Goltz 症候群など

---

* Keizo FUKUMOTO，〒360-0816　熊谷市石原3-208　埼玉慈恵病院・埼玉手外科マイクロサージャリー研究所，所長

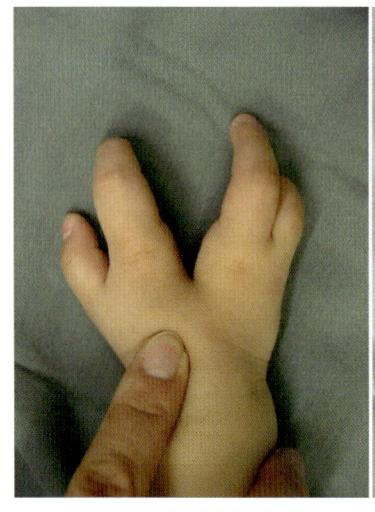
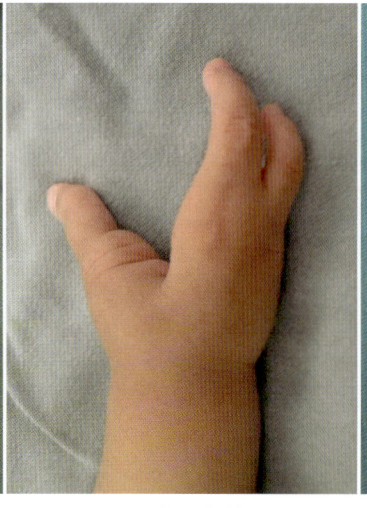
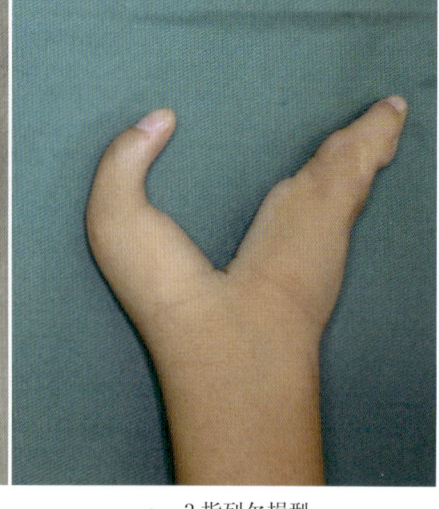

a．1 指列欠損型　　　　　　　b．2 指列欠損型　　　　　　　c．3 指列欠損型

図 1. 指列欠損数による細分類

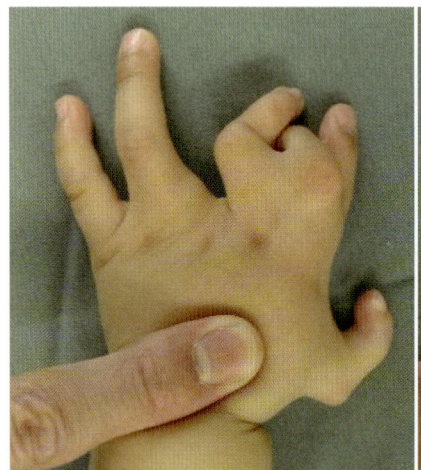
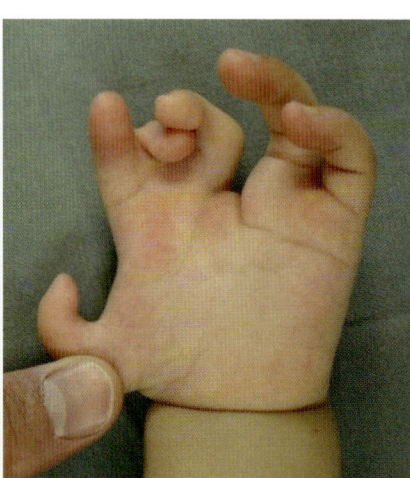

図 2. 複合裂手

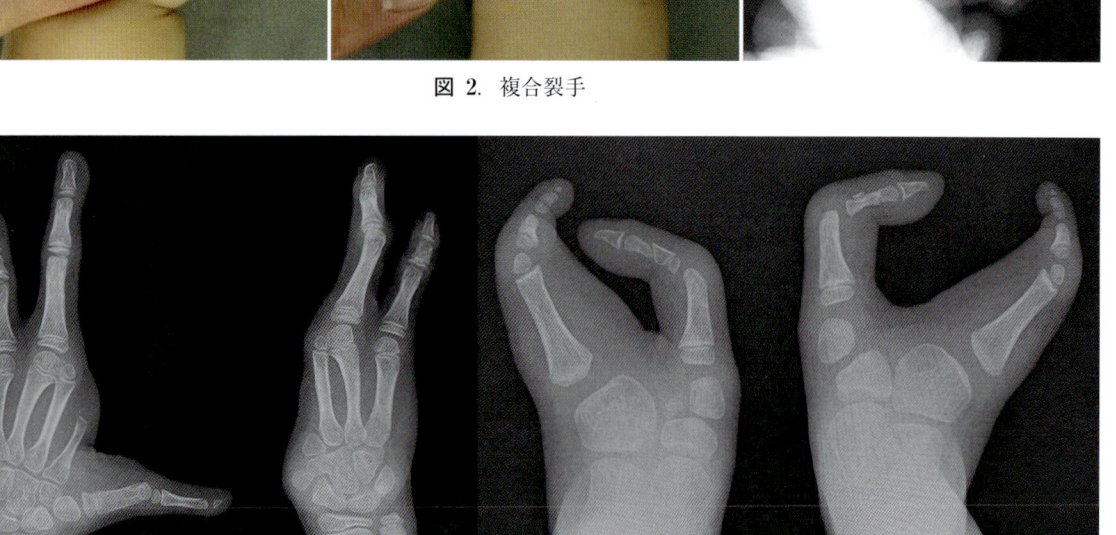

図 3. Split hand/foot malformation

症候群の1形態であることがある.

SHFM は遺伝性が高く，その原因遺伝子の研究から異なる病因と7つのサブグループが特定されている[4]．SHFM1 は 7q21.2q22.1(*DLX5* 遺伝子)，SHFM2 は Xq26，SHFM3 は 10q24q25，SHFM4 は 3q27(*TP63* 遺伝子)，SHFM5 は 2q31，SHFM6 は WNT10B の変異(染色体 12q13)，SHFM7 は孤立している場合や長骨の欠損と関連している場合に 17p13.3 の重複が見られる．

Ⅳ．鑑別診断(術前診断)

裂手症と同じく中央列に欠損を見るものに合短指症(横軸形成障害)がある．この一部は裂手症と似た形態を取る．合短指症では示指から環指が欠損し，母指と小指が残存することが多いが，欠損は裂手に見るような V 字型ではなく U 字型を呈す．欠損指は豆状指の形態を取り，小さな爪を有することが多い．合短指症は片側罹患で，大胸筋欠損を伴うことがあり(Poland 症候群)，遺伝性はない．

Ⅴ．歴　史

裂手症の初めての報告は一般に 1575 年 Amboris Paré によるものとされているが，そのイラストを見ると手は2指列で裂手様だが両下肢は短く，裂手症ではなく hemimelia である．

Jan Jacob Hartsinck は 1770 年に出版した南アメリカ Duch Guiana についての報告の中で，"two-fingered Negroes"を報告している．このイラストはまさに裂手症であり，これが裂手症の初めての報告であろう．その後のいくつかの報告では ectrodactyly，crab claw，crayfish claw などの名称が用いられている．Meller は 1893 年に Spaltbidung(裂形成)として報告し，1895 年 Kümmel が初めて Spalthand(裂手)という名称を用いた．その後は cleft hand または split hand という名称

が英語圏では一般に用いられている．1964 年 Barsky[5] は typical cleft hand，atypical cleft hand という分類を提唱し，合短指症(横軸形成障害)のうち裂手症と似た形態を取るものを atypical cleft hand として区別した．1974 年丸毛ら[6] は臨床例の検討から裂手症と合指症の関連性を指摘した．その後，裂手症，合指症，中央列多指症が同一症例の反対手にそれぞれ見られるなど多くの臨床例が報告され，Ogino ら[7]が動物実験によってその関連性を証明した．荻野は裂手症を皮膚性合指症，骨性合指症，中央列多合指症とともに含めた指列誘導障害というカテゴリーを提唱し，日本手外科学会分類[8]に採用された．1990 年代からの遺伝子解析の進歩により，SHFM の原因遺伝子が解明されている．

Ⅵ．分　類

1．上肢先天異常分類における裂手症の位置付け

A．日手会分類

裂手症は日本手外科学会分類(日本手外科学会手の先天異常分類マニュアル)[8]では皮膚性合指症，骨性合指症，中央列多合指症と並んで指列誘導障害に分類されている．

B．OMT 分類

Oberg-Manske-Tonkin(OMT)分類[9]では Malformation のうち，Hand plate：abnormal axis differentiation の中の Proximodistal axis に Brachydactyly，Symbrachydactyly，Transverse deficiency とともに分類されている．

2．裂手症の分類

A．日手会分類[8]

日手会分類では指の欠損数に応じて1指列欠損型，2指列欠損型，3指列欠損型，1指型(図1)と，複雑な形態を取る複合裂手(図2)に細分類される．

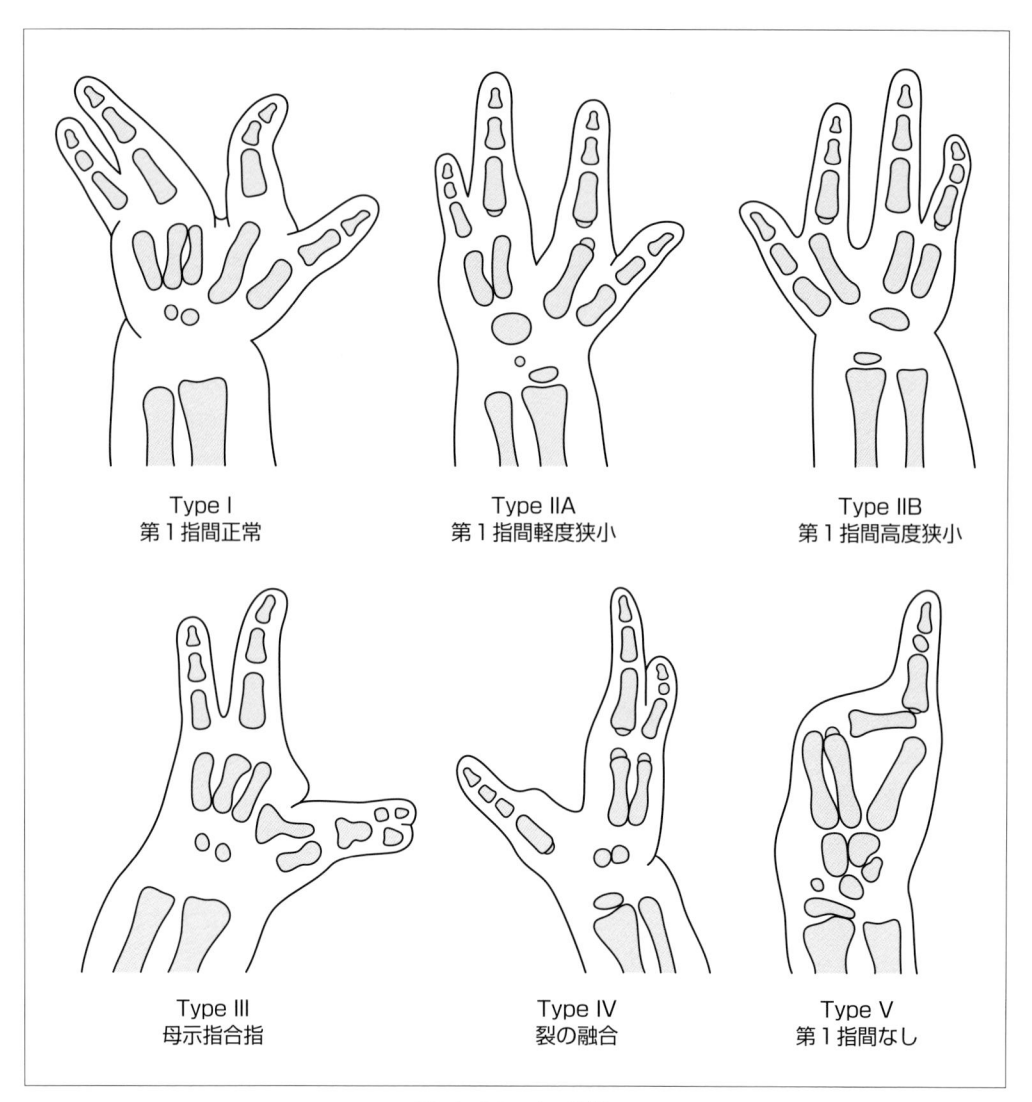

図 4. Manske 分類

B. Manske 分類

Manske[10]は第1指間(母指-示指間)の形態によって分類している(図4). 第1指間の形態はつまみ・把持機能に関連し,第1指間の狭小あるいは母示指合指は手術的治療の対象となるため,Manske 分類は術式選択の基準として用いられているが,Type ⅡAとⅡBの区別は明らかでなく,評価者の主観による.

Type Ⅰ:Normal web(第1指間は正常)

Type ⅡA:Mildly narrowed web(第1指間は軽度狭小)

Type ⅡB:Severely narrowed web(第1指間は高度狭小)

Type Ⅲ:Syndactylized web(母示指合指)

Type Ⅳ:Merged web(第1指間は裂と融合する)

Type Ⅴ:Absent web(第1指間がない)

C. 荻野分類(斎藤分類改変)[2]

荻野は欠損指数によって分類している(図5).

Type 0:指欠損のない深い指間陥凹

Type 1:単一指列の欠損:多くは中指欠損で,示指や環指の欠損は稀

Type 2:2指列の欠損:示中指欠損か,中環指欠損

Type 3:3指列の欠損:示指,中指,それに環指欠損

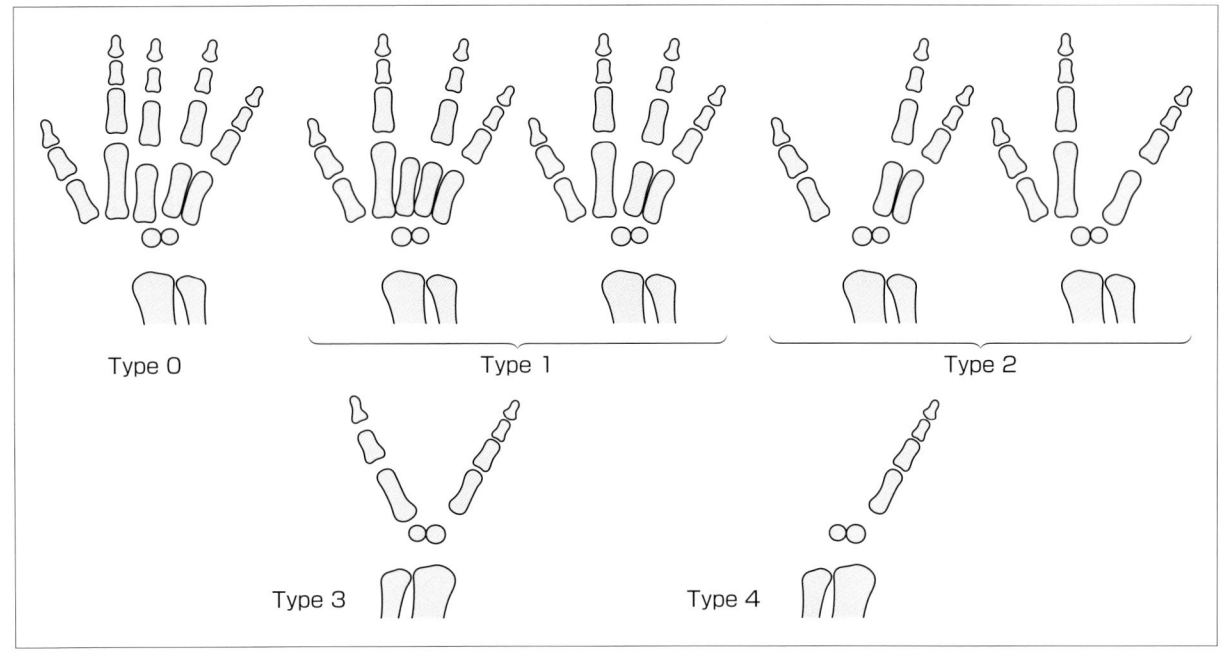

図 5. 荻野分類

Type 4：4 指列の欠損：多くは母指，示指，中指，環指が欠損し，小指が残る．しかし，母指のみが残る場合もごく稀にある．また，示指が欠損した場合には母指は 3 指節であり，ほとんどが橈側方向に偏位する．

現在一般的に用いられているのは Manske 分類に欠損指数を併記するものである．

VII. 術前診断法および必要な画像診断とその方法

術前の診察では指列欠損数，裂の深さ，第 1 指間の形態，合指・多指・屈指・斜指などを合併する異常の有無を観察する．裂を徒手的に寄せることが容易か否かを調べる．

画像診断は単純 X 線検査で行う．指列欠損数，中手骨の状態（欠損指の中手骨の有無，存在する場合は MP 関節を共有するか否か，中手骨の変形の有無），横走骨の有無，骨性合指，骨性多指などについて評価する．

VIII. 関連する解剖の知識

第 1 指間の狭小を見る場合には，母指内転筋や第 1 背側骨幹筋および筋膜などの短縮や，母指尺側・示指橈側へ指神経・指動脈の分岐高位が指間拡大の障害となる場合がある．

Durand ら[11]は 3 指列欠損の SHFM の手の解剖を行って，欠損指のものと思われる指伸筋腱，屈筋腱が存在したと報告している．このような欠損指の腱の存在が，残存指の屈指の原因となっている可能性がある．

1 指列欠損例の第 3 中手骨が残存し，環指基節骨が大きい症例では第 3 中手骨と第 4 中手骨が MP 関節を共有している場合がある．

IX. 治　療

Flatt[12]は未治療の裂手について"functional triumphs and aesthetic disaster"と述べている．つまり裂手症の整容は不良だが，その機能は良好ということで，確かに 1 指列欠損型の機能は良好である[13]．裂手症手術の目的の 1 つは整容的な改善で，1 指列欠損型では裂を閉鎖することによって

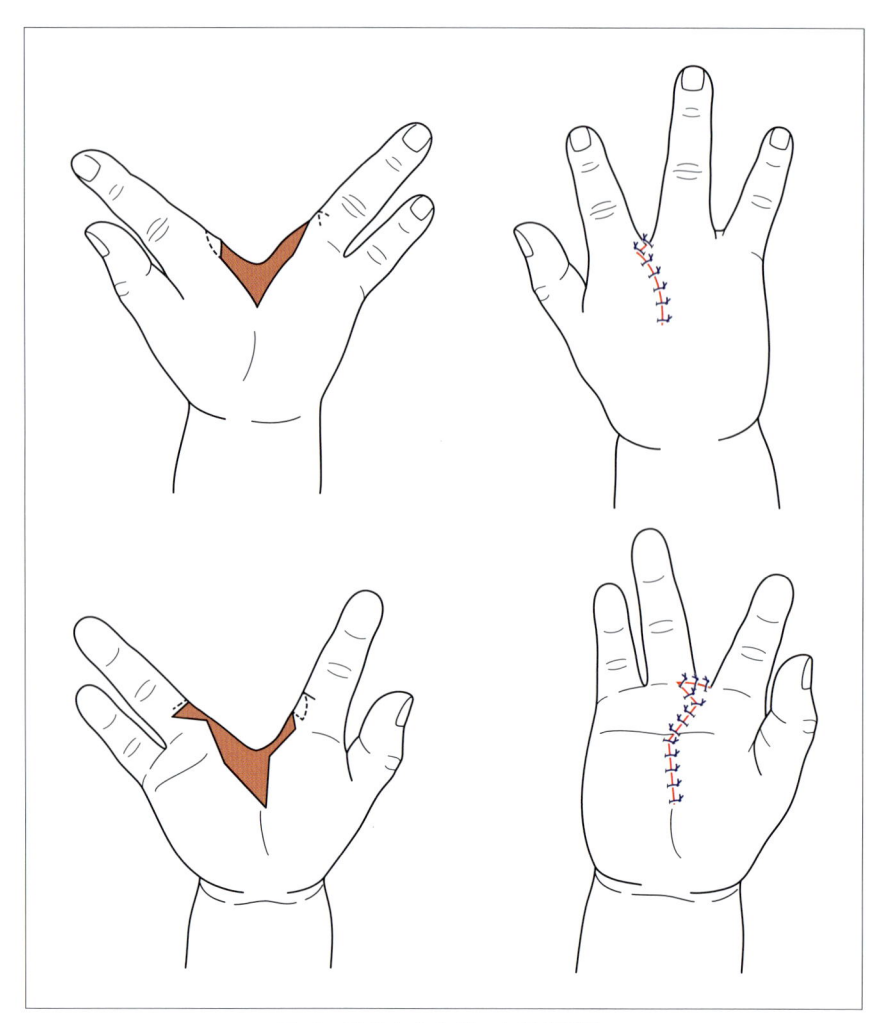

図 6. 三角皮弁を用いた裂閉鎖法

大きな整容的改善が得られる．複合裂手では多指や合指症に対する処置が有効である．多数指列欠損型に対しては手術により大きな整容的改善を得ることはできない．

もう 1 つの目的は機能的改善で，第 1 指間が狭い（Manske Type II），あるいは母示指合指例（Manske Type III）に対しては第 1 指間を拡大することで母示指でのつまみ機能や，大きな物を把持する機能の改善が得られる．多数指列欠損型の機能は不良だが[13]，手術でも得られる改善は少ない．初回手術は合併疾患の治療などがなければ，1 歳頃に行っている．

1. 裂閉鎖

裂閉鎖は裂手の整容的な改善を目的として，裂部の皮膚を切除し，裂の橈尺側の指列を引き寄せることで行われる．指間形成には Barsky のダイヤモンド型皮弁や矩形皮弁を用いる方法が一般に行われている．これらの方法は皮弁のデザインは容易であるが，指間を横切る 2 本の縫合線のため自然な dorsal slope が形成されないなどの欠点がある．筆者は掌側と背側 2 つの三角皮弁を用いて形成し，自然な dorsal slope の形成と手背の瘢痕を目立たなくするようにしている[13]（図 6）．新しい指間の高さは他の指間を参考にして palmar web の位置を指基部の掌側面にとり，片方の指に

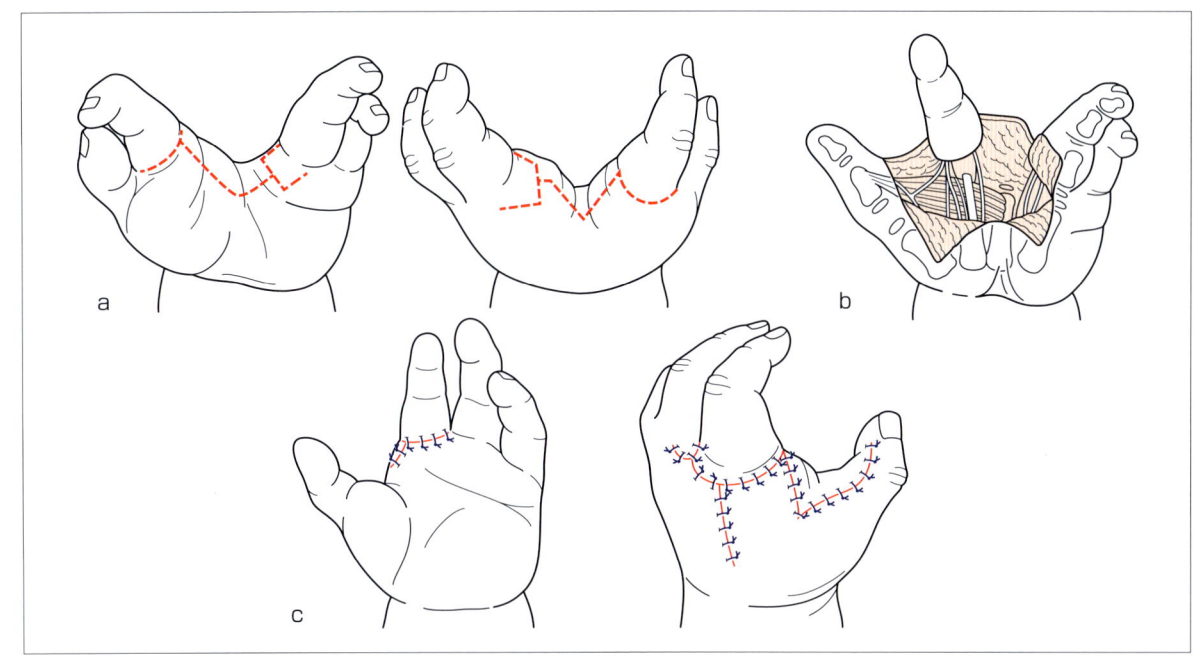

図 7. Upton 法

掌側から背側にかけて横の切開線をデザインする. 反対の指には掌側から指側面にかけて三角弁をデザインする. この三角皮弁で palmar web の掌側が形成される. 背側には, 掌側に皮弁を作成したのと反対の指に三角皮弁を作成するが, この三角皮弁は掌側の三角皮弁を縫合し, 裂を引き寄せた後にデザインするのがよい. Dorsal slope はこの三角皮弁と, それに合わせてトリミングされた反対の指の皮膚で形成される. 裂部の指列の引き寄せは Manske Type Ⅰ, ⅡA では通常容易である.

裂閉鎖によって生じる余剰の掌側は手掌皮線を横切らないようなジグザグ, 背側は直線または弧状の縫合線となるように切除する. Palmar web の位置に相当する切開線と, 掌側の三角皮弁を決定し, その他は縫合時にトリミングしながら指交叉を起こさないよう指の回旋を調整し, 自然な dorsal slope を形成していくのがコツである. 1 歳頃であれば, 背側は 6-0 モノフィラメント吸収糸での真皮縫合と 6-0 ナイロン糸で皮膚縫合を, 掌側は 5-0 ナイロン糸で皮膚縫合している.

2. 裂閉鎖と第 1 指間形成

第 1 指間の高度狭小を伴う Manske type ⅡB や母示指合指を伴う type Ⅲ に対しては裂閉鎖と同時に第 1 指間の拡大を行う. いくつかの術式が報告されているが, 基本的には裂を閉鎖することによって生じる余剰の皮膚を皮弁として第 1 指間へ移行することで指間を拡大するものである. Snow-Littler 法, Ueba 法などがあるが, デザインも容易で皮弁血行が安定している Upton 法[14]が現在の主流である.

Upton 法は特別な皮弁のデザインは必要としない. 示指基部に切開を加え, 第 2 中手骨上の皮膚を掌背側とも剥離する. 第 2 中手骨を基部で骨切りして, 示指列を皮下でスライドするように尺側へ移行し, 裂閉鎖を行うと同時に元の位置に残された皮膚で第 1 指間を拡大する. 裂閉鎖部の指間形成は矩形皮弁が用いられる. 皮弁のデザインは容易で血行も安定しており, 優れた術式である (図 7).

筆者の術式は皮膚切開のデザインは Upton 法に準ずるが, 裂閉鎖部の指間形成のデザインは前述した三角皮弁を用いる. はじめに手掌指節間皮

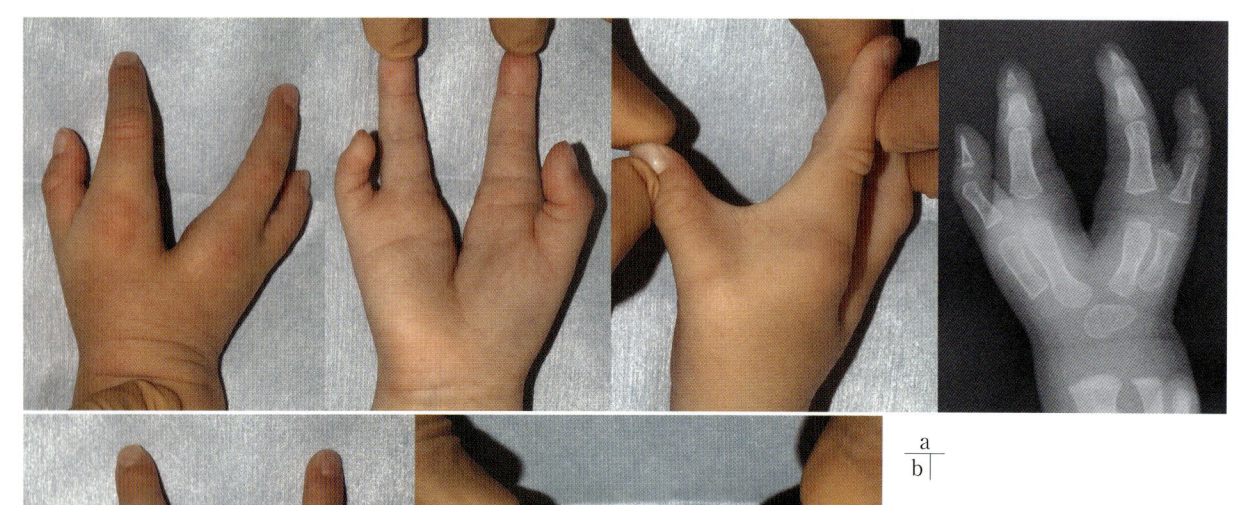

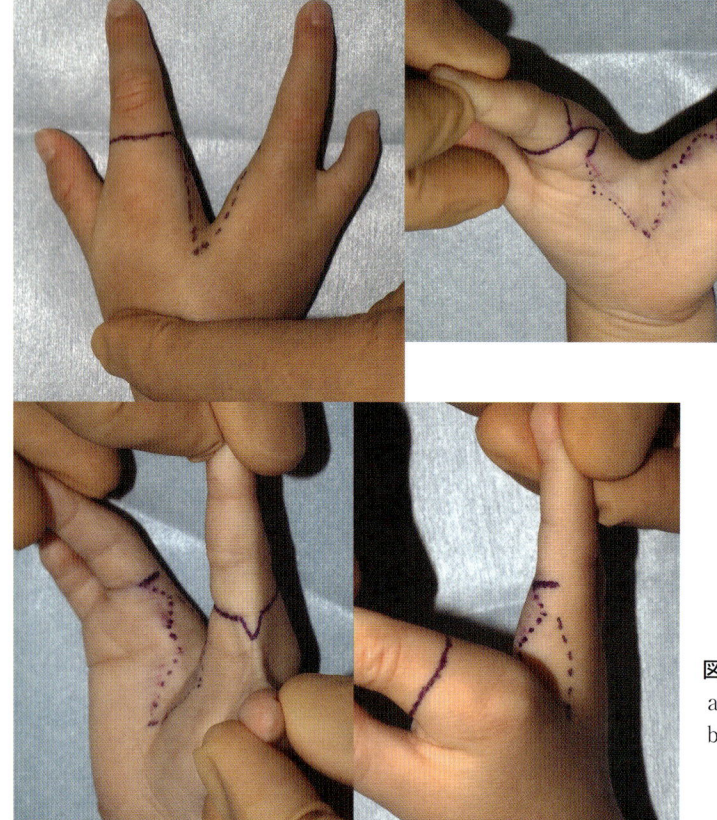

図 8-a，b．
a：Manske TypeⅡB 1 指列欠損型
b：Upton 法変法のデザイン．裂閉
　　鎖は三角弁で行う．裂閉鎖部の余
　　剰皮膚の切除は最後に行う．

線部に一致して中環指間を設定する．手掌指節間皮線に一致したレベルで示指基部全周に皮切線をデザインする．裂閉鎖部は，手背側は直線または弧状，掌側は皮線に直交しないようジグザグの縫合線となるようにする．実際には裂を引き寄せた後改めてデザインし，トリミングしながら決定するのがよい．示指の掌背側に切開を加え基節基部から中手骨上にかけて皮膚を剥離する．背側では皮静脈を温存する．母指に向けて皮切を延長し，皮下を広く剥離して示指の指神経血管束，第 2 中手骨，第 1 背側骨間筋，母指内転筋などを展開する．示指列を尺側へ移動し裂を閉鎖すると，第 2 中手骨上の皮弁が元の位置に取り残され，第 1 指間が拡大される．母指内転筋・筋膜，第 1 背側骨間筋，第 2 CM 関節包・靭帯など，示指列の尺側への移動の障害となるものがあればこれらを切離する．第 1 指間の縫合線は web 上に直線状となるため，必要があれば Z 形成術を追加する（図 8）．

3．指列移行

　Snow-Littler 法，Ueba 法，Upton 法の原法で

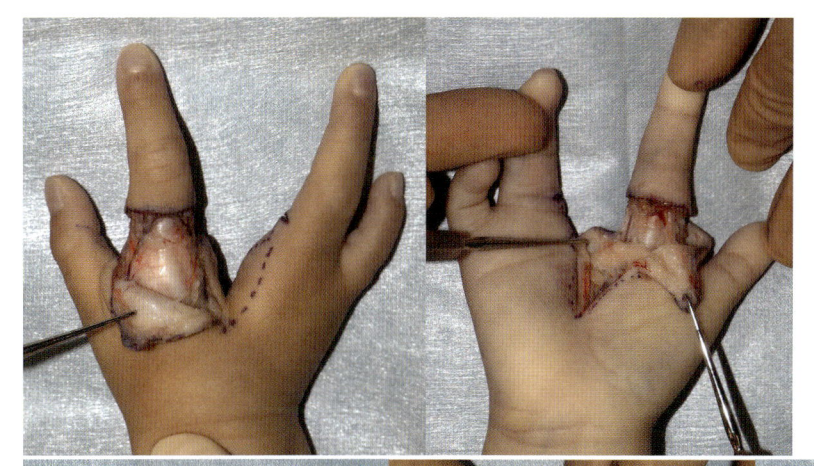

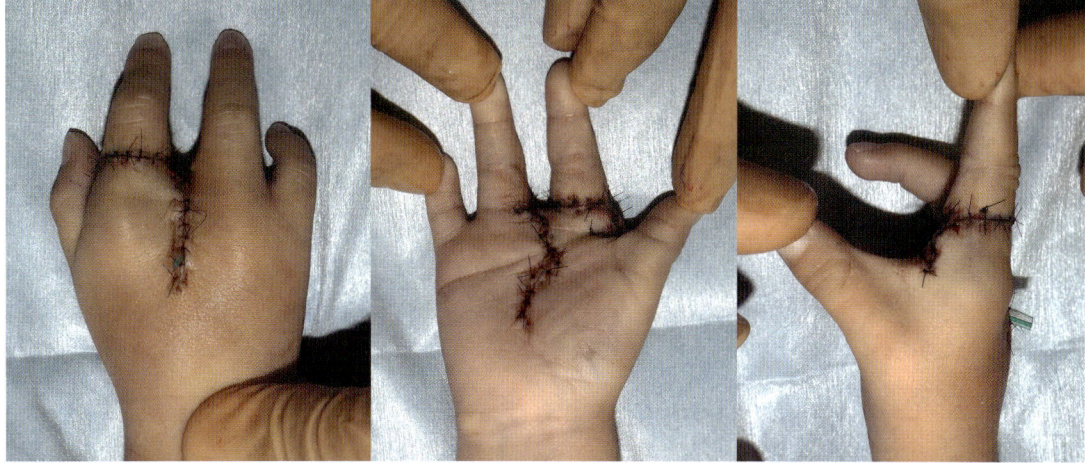

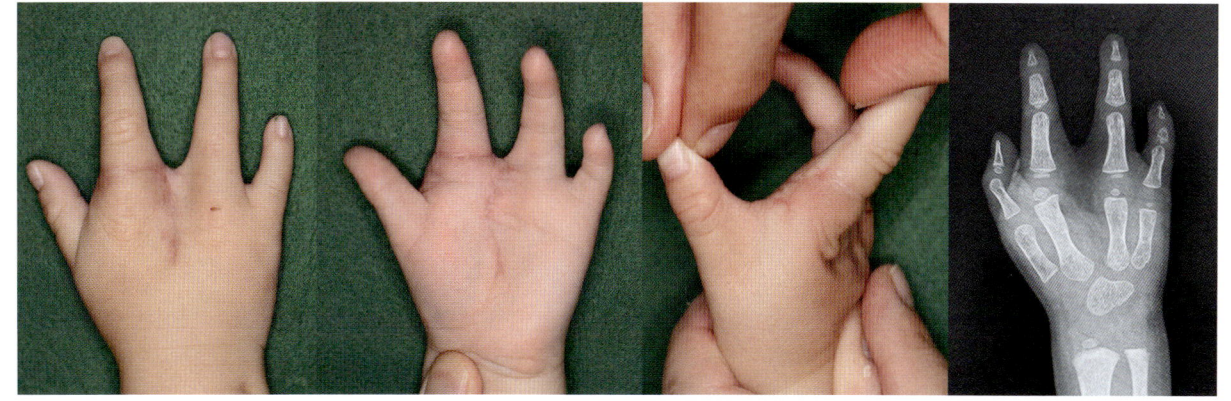

c
d
e

図 8c〜e.

c：第2中手骨上の皮膚を，背側は皮静脈を温存して挙上する．

d：余剰の皮膚から背側の三角皮弁を作成し，背側は弧状，掌側はジグザグ
　の縫合線となるようトリミングしながら縫合する．

e：術後2か月．X線上第2,3中手骨間は広いが外観上のバランスはよい．
　第2指間の開大も良好

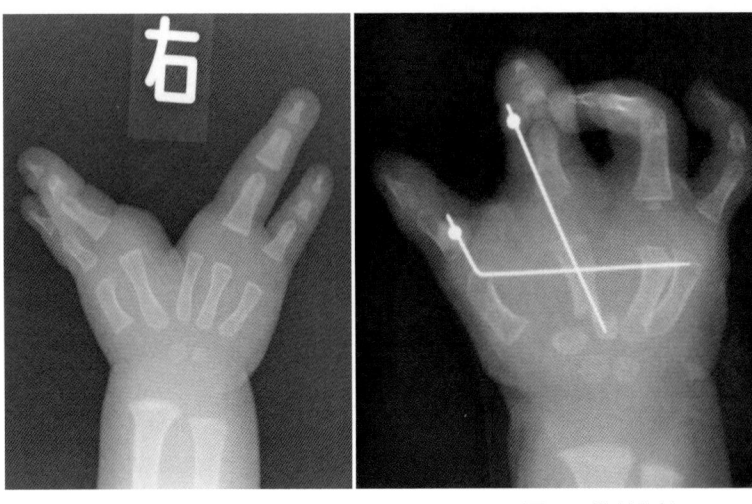
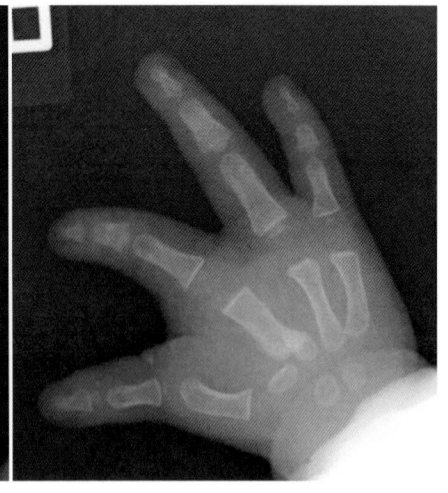

図 9. 指列移行
Manske type Ⅲ，軟部組織の処置では十分な第 1 指間開大が得られない症例に施行

は第 2 中手骨基部での骨切りを伴う示指の指列移行を行うが，筆者は第 2 中手骨の橈屈変形や示指の回旋変形などがある場合，骨切りなしには裂閉鎖や第 1 指間開大が十分得られない場合など，必要と判断した時にのみ行っている(図 9)．良好な把持機能と形態を得るためには，第 1 指間に十分な皮膚が補われ，第 2 中手骨が第 1 中手骨に対して正常に近い位置にあればよく，本来中指の位置である第 3 中手骨上まで移行する必要はない．4 本指の手としてのバランスを考えると，指列移行することで第 1 指間が過大に広くなること，逆に手掌の幅は狭くなることは整容的にも不利益となる可能性があると考えている[13]．

4．深横中手骨間靭帯再建

A-1 腱鞘を用いる深横中手骨靭帯の再建が教科書に記載されているが，筆者は行っていない．その理由は，4 本指の手のバランスを考えると閉鎖した中手骨間はやや広くてよいこと，裂閉鎖部の指間幅の維持は通常皮膚成分のみで十分であると考えているためである．軟部組織の処置で裂閉鎖や第 1 指間開大が不十分であれば，中手骨骨切りや指列移行による骨性の固定がなされるので，軟部組織による靭帯再建は必要ない．

5．横走骨の処置

中手骨あるいは基節骨が横向きに存在するものを横走骨と呼ぶ．横走骨が裂の拡大や MP 関節偏位，指交叉などの原因となる場合には何らかの処置を要する．関節構成要素となっている場合には，全切除すると関節の不安定性や偏位につながるので，関節部は残しておく必要がある(図 10)．

関節 MP 関節の尺屈偏位は，第 3 中手骨が第 4 中手骨より大きく，かつ基節骨が太く第 3，4 中手骨上にまたがって MP 関節を共有する場合にも見られる．このタイプでは第 3 中手骨頭を切除すると橈側の支えがなくなるため MP 関節は橈屈し，指交叉をきたすことがあるので，注意しなければならない[13]．

6．PIP 関節屈曲変形

主として環指の PIP 関節に屈曲変形を見る症例がある．Guero ら[15]は Durand ら[11]の指摘した欠損指の屈筋腱が屈曲変形の原因となる可能性があり，これを切除することで修正できると述べている．荻野[2]はこの変形を鉤爪変形と呼び，余剰腱を MP 関節の過伸展がなくなる程度の緊張で環指の基節骨掌橈側基部に縫合することで矯正できると述べている．筆者は施行例を持たないが，屈曲変形が明らかな症例では指側面を展開して余剰腱を確認し，これらの処置を行うのがよいであろう．

Ⅹ．術後ケア，評価法，術後成績，フォローアップについて

指列移行，矯正骨切術を施行した場合には上腕

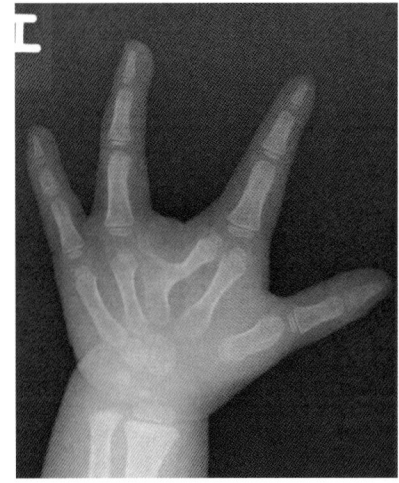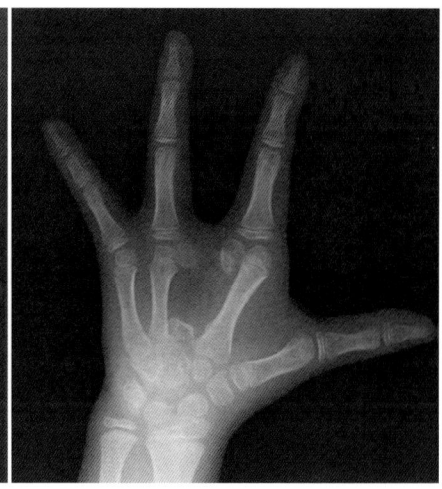

図 10.
横走骨に対する処置
MP 関節を共有する中手骨頭を残し
て横走骨を切除

までのシーネ固定を，骨に対する処置を行わない場合には手部の包帯のみとしている．術後 1 週から抜糸を行うが，背側はなるべく早期に行って縫合糸痕を残さないよう注意する．抜糸後はテーピングを 3 か月程度行う．閉鎖した裂の開大，あるいは開大した第 1 指間の拘縮を避けるため，包帯での圧迫を 1 か月程度行う．日焼けは瘢痕の色素沈着をきたす恐れがあるため，術後 1 年程度はテーピングや日焼け止めを使用するなどして避けるよう指導する．

　機能的評価は 5 歳以降に simple test for evaluating hand function（STEF），functional dexterity test（FDT），握力，ピンチ力などの客観的評価法，DASH，Hand10 などの主観的評価法によって行う[13]．1 指列欠損型の機能は良好であるが，指列欠損数が増えるに従って機能は大きく低下する[13]．整容的には 1 指列欠損型については手のバランス，屈指・斜指の有無，形成した指間の状態，瘢痕の状態などを評価するが，2 指列以上の欠損型については評価困難である．

　フォローアップは修正手術が必要ない症例であっても，年 1 回程度骨成長が終わるまで行っている．

参考文献

1）増澤源造：裂手症の臨床像．慈恵医大誌．**103**：69-89，1988．
2）荻野利彦：裂手症．手の先天異常—発生機序から臨床像，治療まで．277-299，医学書院，2016．
　Summary　本書を通して今でも荻野先生の意見を聞くことができる，手の先天異常を学ぶ者必読の書．
3）Duijf, P. H., et al.：Pathogenesis of split-hand/split-foot malformation. Hum Mol Genet. **12**：R51-R60, 2003．
4）Sowinska-Seidler, A., et al.：Split-hand/foot malformation—molecular cause and implications in genetic counseling. J Appl Genet. **55**：105-115, 2014．
5）Barsky, J.：Cleft hand：Classification, indication, incidence, and treatment. J Bone Joint Surg. **46A**：1707-1720, 1964．
　Summary　裂手症の歴史に詳しい．
6）丸毛英二ほか：まれな手奇形例の検討—骨性合指症？　裂手症？．形成外科．**17**：217-224, 1974．
　Summary　臨床例から裂手・合指・中央列多指との関連を初めて指摘した．
7）Ogino, T.：Teratologic relationship between polydactyly, syndactyly and cleft hand. J Hand Surg. **15**：201-209, 1990．
　Summary　裂手・合指・中央列多指との関連を動物実験で証明した．
8）日本手の外科学会 1999 年度先天異常委員会：手の先天異常分類法マニュアルの改正について．日手会誌．**17**：352-365，2000．
9）Goldfarb, C. A., et al.：The Oberg-Manske-Tonkin（OMT）Classification of Congenital Upper Extremities：Update for 2020. J Hand Surg. **45**：542-547, 2020．
10）Manske, P. R., et al.：Surgical classification of central deficiency according to the thumb web. J Hand Surg. **20A**：687-697, 1995．

Summary　Manske 分類について記載.

11) Durand, S., et al.：Anatomic variations in a cleft hand of an elder cadaveric specimen. Surg Radiol Anat. **31**：145-148, 2009.

12) Flatt, A.：The care of congenital hand anomalies. 2nd ed. Quality medical Publishing INC, 1994.
Summary　裂手は"functional triumphs and aesthetic disaster" と記載.

13) 福本恵三：【こどもの手・肘外来】裂手症. MB Orthop. **37**(9)：25-34, 2024.

14) Upton, J.：Simplicity and treatment of the typical cleft hand. Handchir Mikrochir Plast Chir. **36**：152-160, 2004.
Summary　Upton 法を記載.

15) Guero, S., et al.：Insights into the pathogenesis and treatment of split/hand foot malformation (cleft hand/foot). J Hand Surg. **44E**：80-87, 2019.

PEPARS No.220：61-68, 2025

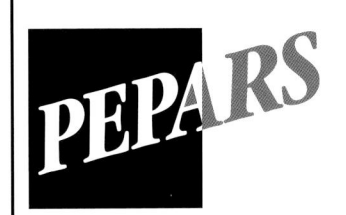

◆特集／手足先天異常　総まとめ BOOK

手足先天異常各論

横軸形成障害

川端　秀彦*

Key Words：短合指症(symbrachydactyly)，横軸形成障害(transverse deficiency)，血管柄付き足趾移植術(free vascu-larized toe transfer)，足趾骨移植術(toe phalanx transfer)，指間形成術(web plasty)

Abstract　横軸形成障害は手指が短縮して皮膚性合指を呈するものから上腕の先天性切断に至る広いスペクトラムの疾患を内包する概念であり，短合指症と同義である．通常片側性で，中央の指列がより障害を強く受け，母指の罹患が最も少ない．短合指型，乏指型，単指型，無指型の4型に分類されるが，より障害が強いと前腕や上腕切断に至る．軽症例は未治療であっても機能的には良好であるが，整容面も考慮して指間分離の適応となる場合が多い．機能障害が大きな例に対しては第1指間の開大，母指対立再建，矯正骨切り，腱移行などが考慮される．重症例では多数指が欠損し，把持機能が損なわれる．そのため足趾骨移植，遊離血管柄付き足趾移植，骨延長などが適応となる．

Ⅰ. 定 義

　横軸形成障害は短指症，皮膚性合指症，手の全体的な低形成を有する先天異常であり，短合指症と同義である．手が全体的に小さくて指の短縮のみを症状とするものから，上腕の先天性切断例まで連続的なスペクトラムを有する疾患群であるが，主症状である短指と合指を組み合わせて短合指症と呼称される．

Ⅱ. 病態・疫学

　大多数は片側性であり，左側罹患が優位である．中央の指列がより障害を強く受け，中指の罹患が最も多く母指の罹患が最も少ない．Freire-Maia と Azevedo はブラジルにおける現地調査で

58,761 人中に4人の短合指症を認めたとしており，それに基づけば約2万人に1人発生すると考えられるが，診断が明確でない可能性もあり正確な数値は不明である[1]．

Ⅲ. 病 因

　短合指症の原因はわかっておらず，手の発生のcascade に関与する遺伝子の何らかの異常であるという明確な証拠はない．遺伝性がないことも遺伝子異常を否定する傍証となっている．Bavinckと Weaver は胎生4から6週に発生する鎖骨下動脈・椎骨動脈およびそれらの分枝血管の異常による血行障害に起因するという考えを提唱している．この仮説では合併する様々な先天異常を「鎖骨下動脈血流障害シークエンス」という概念で捉えており[2]，鎖骨下動脈が内胸動脈分岐より遠位で障害を受けた場合には大胸筋欠損を伴わない手の横軸性形成障害を生じ，内胸動脈分岐より近位で障害が生じた場合には同側の大胸筋欠損を伴う

* Hidehiko KAWABATA，〒546-0035　大阪市東住吉区山坂5-11-21　南大阪小児リハビリテーション病院，院長

表 1. 短合指症と先天性絞扼輪症候群の鑑別診断

	先天性絞扼輪症候群	短合指症
絞扼輪	あり，複数のことが多い	原則なし，稀に類似の所見あり
合指	先端合指	短合指
罹患側	半数は両側	片側，稀に両側
低形成	切断部位より近位は正常	切断部位より近位にも低形成あり
爪欠損	切断端に爪が遺残することなし	先端に爪の遺残を見ることあり
先端 tapering	時にあり	原則なし
母指罹患	若干頻度は低いが，母指だけの罹患もあり得る	母指罹患は他指より頻度が低く，程度が軽い
下肢罹患	上肢・下肢の同時罹患が比較的多い	上肢・下肢の同時罹患はない
羊膜索遺残	時にあり	なし
中節骨罹患	中間指節が欠損することはなし	低形成は中節骨から始まる

Poland症候群が発生する．さらに障害が椎骨動脈分岐より近位で発生すれば頚椎に異常を生じてKlippel Feil症候群となる．

Ⅳ．鑑別診断

1．短指症

短合指症と短指症の鑑別に合指の存在はあまり重要ではない．この点は単純に言葉が意味する内容と，診断名を混同しないようにしなければならない．指がなくても短合指症と診断するように，合指がなくても短合指症と診断することもある．短指症は，単に指が短いという病態を指す症候名としての短指症と骨系統疾患の一表現型であるものとに分けられる．後者は遺伝的要素が強く，通常は両側罹患や四肢罹患であり，Bell分類が有名である[3]．

2．先天性絞扼輪症候群

短合指症はしばしば先天性絞扼輪症候群と混同される．主な相違点を表1にまとめたが，悩ましい例も存在する．

Ⅴ．歴 史

Symbrachydactyly の最初の記述は，1841年にPolandが解剖学の学生実習助手であった時に作成されたロンドン Guy's Hospital の報告書の中にある．彼は胸筋の異常を詳細に記述したうえで，左手において中指を除くすべての指で中節骨が欠如していたこと，示指から小指にweb形成が見られたこと，左上肢が短縮していたことを記述している．この胸筋と手の先天異常の組み合わせがPoland症候群と呼ばれるものである．

Pol は1921年にsymbrachydactylyという言葉を初めて使用したが，症例を大胸筋欠損を伴うものと伴わないものとに分類し，その後Mullerが手における病態の連続的なスペクトラムを提案した．この考えを発展させたのがBlauthとGekelerであり，現在広く用いられている分類の基礎となった．Blauth-Gekeler分類[4]にはいくつかの改変版が存在し，Yamauchi-Tanabu分類[5]，Foucher分類[6]，日手会分類[7]などがよく知られている．

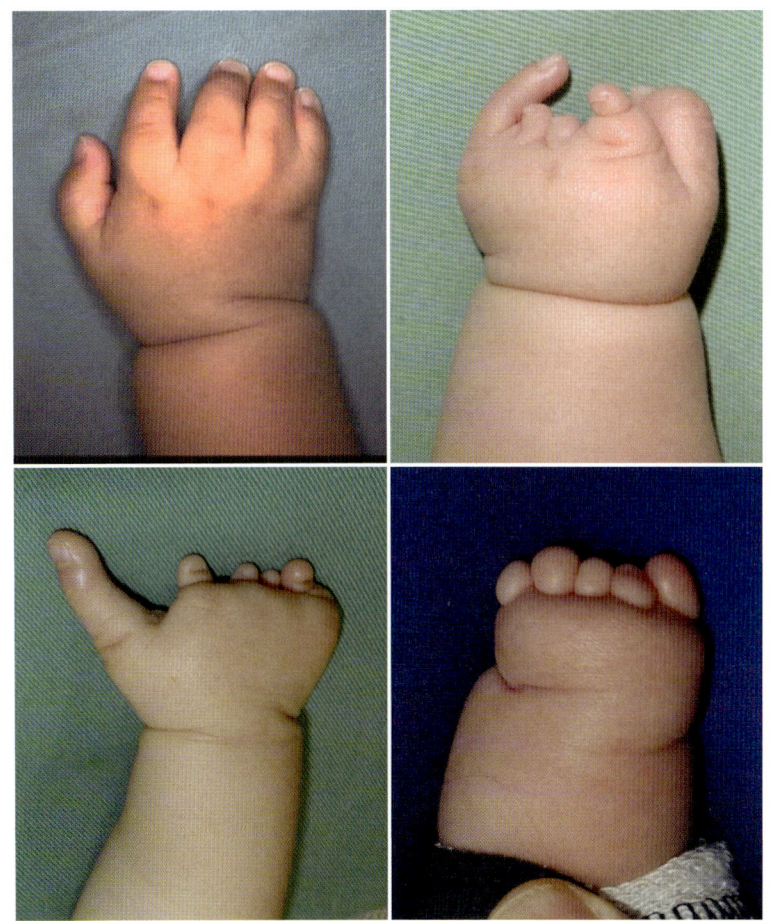

図 1. Blauth-Gekeler 分類

a：短合指型（Short-finger symbrachydactyly）　　b：乏指型（Oligodacylic symbrachydactyly）
c：単指型（Monodactylic symbrachydactyly）　　d：無指型（Peromelic symbrachydactyly）

Ⅵ．Blauth-Gekeler 分類（図 1）

● 短合指型（Short-finger symbrachydactyly）

この型の短合指症では通常 5 本の指が存在し，母指は正常であることが多い．示指から小指までの全指または一部の指が形成不全とともに合指を形成している．形成不全は中節骨に最も顕著に認められ，合指は不完全皮膚性合指であることが多い．

● 乏指型（Oligodacylic symbrachydactyly）

典型的なものでは母指と小指が残存し，示指から環指は豆状指（nubbin）となって遺残している．時に示指から環指が存在するが，その場合でも強い低形成を示す．母指は小さいが機能的には概ね満足できる状態である．しかし時に関節拘縮を伴う．小指はより形成不全が強く，MP 関節以外に可動性がないことも多い．

● 単指型（Monodactylic symbrachydactyly）

母指は残存するが，示指以下の指は完全欠損または豆状指としてのみ存在する．手全体がかなり小さくなり，手内筋など軟部組織の低形成も顕著となる．

● 無指型（Peromelic symbrachydactyly）

文字通り，指が完全欠損した手である．Blauth-Gekeler 分類は手に限定した分類であるが，さらに重症度が増すと欠損はより近位に至り，日手会分類でいうところの前腕型や上腕型となる．

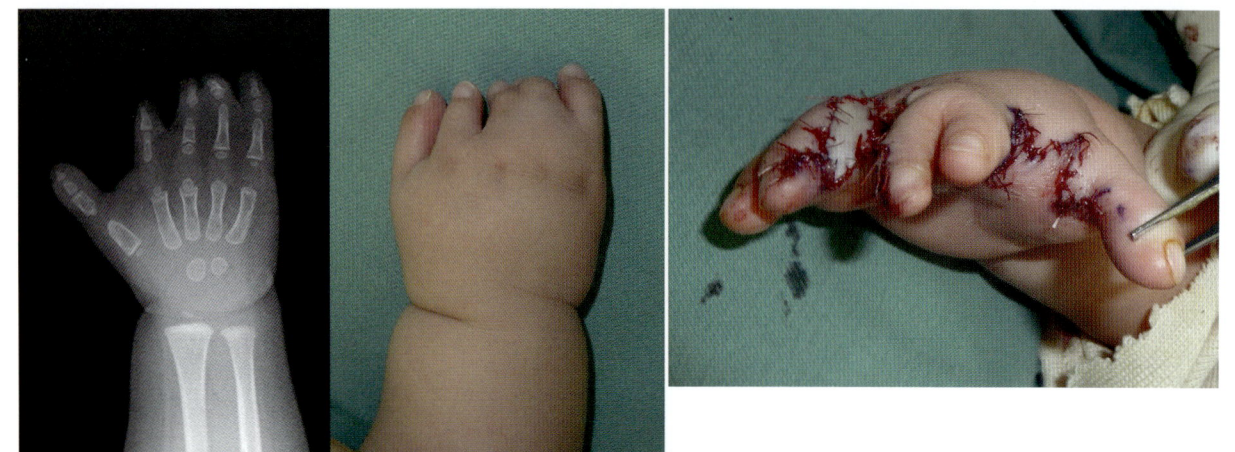
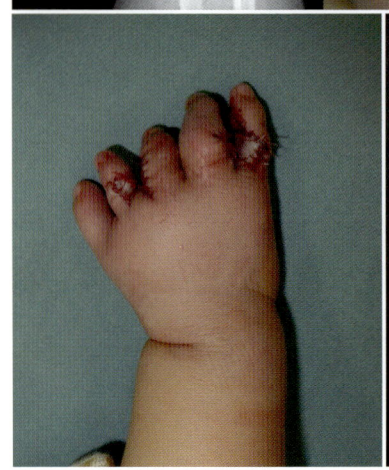
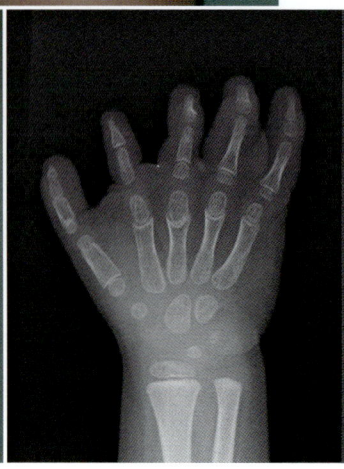
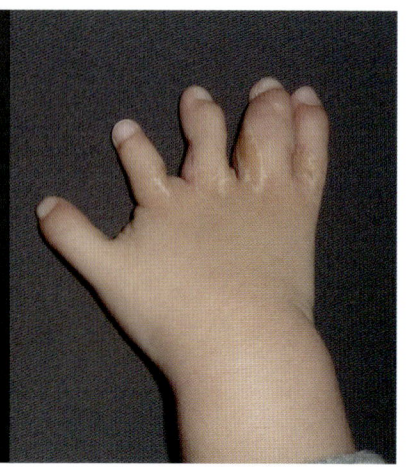

a | b
c | d

図 2. 短合指型，男児

a：生下時より低形成を伴う皮膚性不完全合指を呈していた．すべての指間が正常より上昇しており，第1指間の狭小化も目立っている．

b：月齢11か月．母指示指間で第1背側骨間筋および母指内転筋を解離し，opposed-Z plasty を施行した．さらに中指環指間の指間形成植皮術を追加した．

c：1歳7か月．二期的に示指中指間，環指小指間の指間形成を行った．

d：2歳．第1指間は開大し，他の指間も再上昇を認めず，経過観察中である．

Ⅶ. 治 療

　短合指症の治療は文字通り短指症の治療と合指症の治療の組み合わせである．合指の解離は独立した指の運動が期待できるだけでなく，外観上指の長さが長くなることで整容的にも改善が見込まれる．単純な皮膚性合指の治療に準じた指間形成植皮術を行うが，第1指間を広げることに重点を置くことが，機能を改善するという観点から重要である(図2)．母指示指間の合指の程度が軽ければ opposed-Z 形成術を用い，程度が強ければ Brand 法のような背側からの皮弁で指間形成を行

う．Brand 法を行った場合は，皮切の関係で同時に他指の合指の手術を行うことが難しいことがある．その場合は母指示指間の合指をまず解離して，二期的に他の指間形成を行うことになる．また隣接した複数の指間が合指を形成している場合も複数回に分けて分離することが推奨されているが，合指の深さによっては一期的に行うことも可能である．

　短指は，程度により指間関節数の減少と可動域制限を伴ってくる．また手全体が小さいことも常に愁訴として挙がってくるが，これらに対する効果的な治療法はない．関節の障害ではなく短指そ

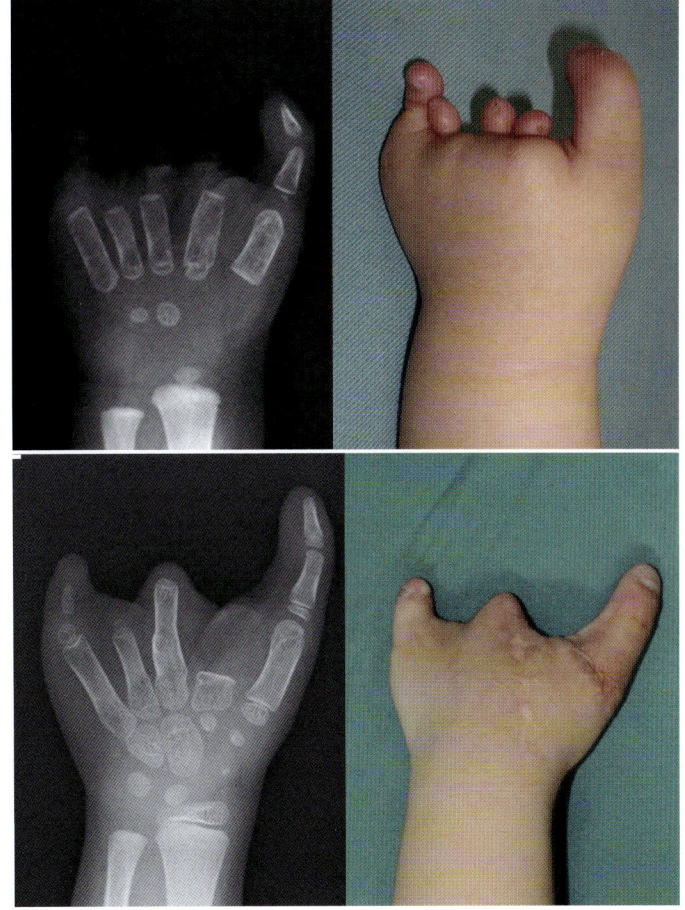

図 3. 単指型，女児

a：低形成の母指が存在し，小指に基節骨の軟骨性遺残を触知するが，示指中指環指は基節骨が欠損し，指様の軟部組織の塊（豆状指）があるのみであった．身体の他の部位からの組織移植を希望しなかったため，2歳4か月時に第2中手骨の第3中手骨への on-top 形成術を施行した．整容の観点から同時に豆状指を切除した．

b：7歳．示指に相当する第3中手骨が長くなり，第1指間が深くなって物の把持が容易になった．

のものも手の機能障害の原因となっていることがある．手術前の手の機能を評価し，手指を延長した場合に期待できる手の機能を想定し，その上で利点があると考えられる場合には基節骨の骨延長術を行う．母指の延長はピンチの獲得，改善に有効であることが多く，示指から小指の延長は hook grip の獲得に有用である．MP 関節の可動域がよければ 10 kg 近い握力が獲得されることも多い．

指節骨が完全欠損している場合に骨延長を行うとすると中手骨を延長するしかないが，関節機能がない長い指を作っても機能的な改善は乏しい．その場合は遊離血管柄付き足趾移植術[8)9)]や足趾骨移植術[10)11)]による造指術を考慮する．一方で，母指の機能が保たれている場合は，母指に対応するポストの再建だけを行うこともある．尺側中手骨の仮骨延長術，第2中手骨の第3中手骨への on-top 形成術が考えられる．後者は第3中手骨の骨長増加と同時に指間を深くでき，母指と長くなった第3中手骨のポストで，手としての最小限の機能を，大きな侵襲なく獲得することができる（図3）．

足趾骨移植術はマイクロサージェリーの技術がなくとも施行可能であり，足趾骨移植術とその後の指間形成で独立した指を形成することができ

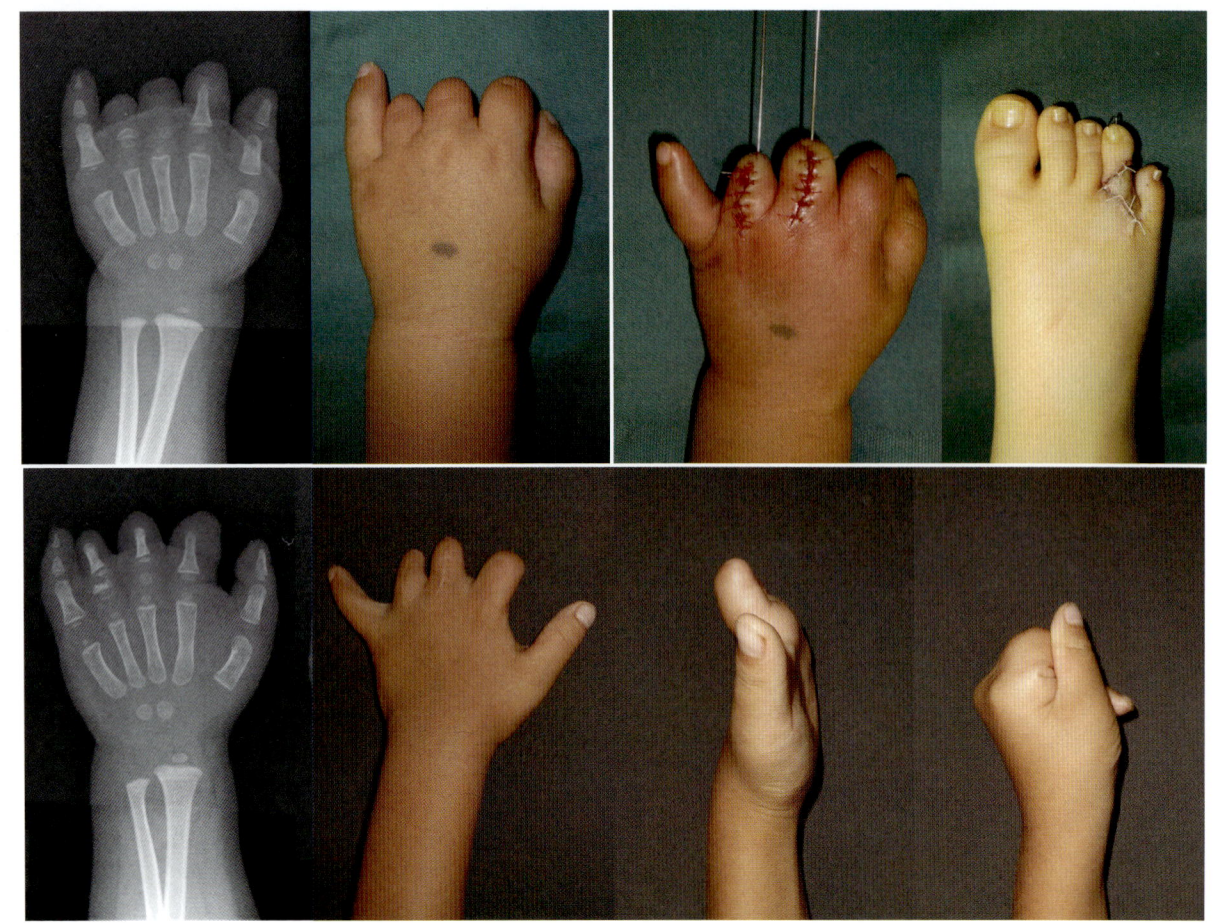

図 4-a〜c. 乏指型，男児

a：母指は健側と比較して小さいが機能はほぼ正常であった．示指には基節骨が
存在し，MP 関節の可動域は良好であった．中指環指には基節骨の遺残があり，
その先端に余剰軟部組織が存在した．小指は X 線上 3 指節あったが，MP 関節
以外の関節に可動域はなかった．
b：1 歳 8 か月．両側の第 4 趾基節骨を骨膜を付けて採取し，中指・環指に移植
した．Donor 部位は腸骨移植で再建した．
c：6 歳 6 か月．移植した足趾骨の成長軟骨は開存し，MP 関節の可動域は良好
であった．

a | b
c

る[10)11)]．足趾骨移植によって再建された MP 関節
の平均可動域は伸展 25°，屈曲 68° であった．さら
に移植した足趾骨を二期的に仮骨延長することも
可能である（図 4）．足趾骨移植の欠点は donor site
である足趾の変形であったが，筆者らは腸骨から
の骨移植による解決策を報告している[12)]．

それ以外の外科的治療としては，母指の機能改
善のための，母指対立再建術，第 1 中手骨回内骨
切り術などが行われる．また指節間関節の動揺性
が強い場合には関節固定術を行うこともある．

無指型であっても母指 CM 関節が残存し機能し
ている場合は，母指を足趾骨移植術で再建し，尺
側に遊離血管柄付き足趾移植術を行う治療が可能
となる[13)]．一方で，無指型で母指の CM 関節がな
い例では外科的な機能再建は困難で，より近位で
欠損している型とともに筋電義手の適応になる型
と考えられる[14)]．ただ，短合指症の子どもたちは
障害に上手に適応し，反対側が健常のために何で
も片手動作で済ませることが多く，筋電義手の継
続的な日常使用に至らない症例も多い[15)]．早期か

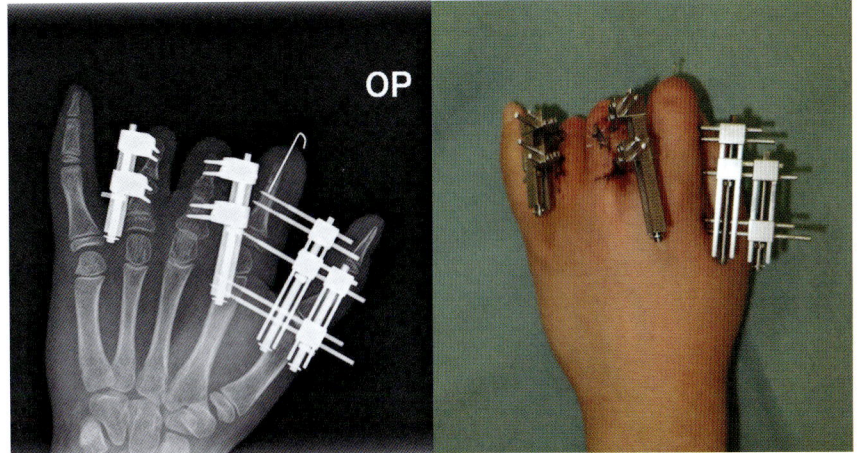
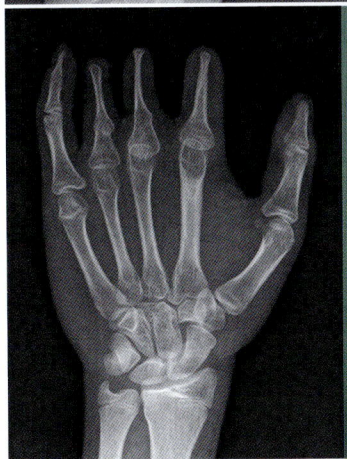
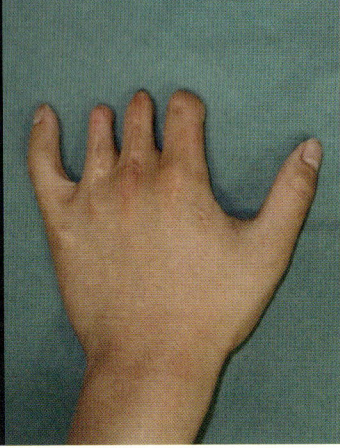
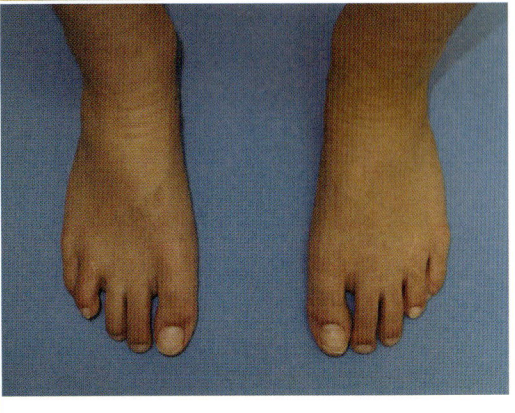

図 4-d〜f. 乏指型，男児

d：11 歳 7 か月．示指基節骨および中指環指へ移植した足趾骨の骨延長を行った．

e：15 歳．示指中指環指は小指相当の指長となり，握力は健側 22 kg に対して 7.5 kg となっている．

f：足趾の形態も良好で機能障害は生じていない．

らの訓練を可能とする環境の確立とともに，独立した指の動きや感覚の feedback などが可能な，軽量で装着感に優れた義手の開発が望まれる．

参考文献

1) Freire-Maia, N., Azevedo, J. B. : Reduction deformities, twinning and mortality in Brazilian Whites and Negroes. Acta Genet Med Gemellol (Roma). **26** : 133-140, 1977.
   Summary　サンプリングせずに全例調査を行っているため数値の信頼性が高い．

2) Bavinck, J. N., Weaver, D. D. : Subclavian artery supply disruption sequence : hypothesis of a vascular etiology for Poland, Klipperl-Feil, and Möbius anomalies. Am J Med Genet. 23 : 903-918, 1986.
   Summary　「鎖骨下動脈血流障害シークエンス」という概念を提唱した有名な論文．

3) Temtamy, S. A., McKusick, V. A. : Brachydactyly as an isolated malformation. The Genetics of Hand Malformations. Temtamy, S. A., McKusick, V. A., ed. 186-225, Alan R Liss INC, New York, 1978.
   Summary　上肢先天異常の古典．

4) Blauth, W., Gekeler, J. : Symbrachydaktylien. Beitrag zur Morphologie, Klassifikation, und Therapie. Handchirurgie. **5** : 121-174, 1973.

Summary Blauth-Gekeler 分類の原典.

5) Yamauchi, Y., Tanabu, S. : Symbrachydactyly. Congenital malformations of the hand and forearm. Buck-Gramcko, D., ed. 149-158, Churchill Livingstone, London, 1998.
Summary 短合指症の総説.

6) Foucher, G., et al. : [Classification and treatment of symbrachydactyly. A series of 117 cases]. Chir Main. 19(03) : 161-168, 2000.
Summary Blauth-Gekeler 分類をより詳細に分類している.

7) http://www.jssh.or.jp/doctor/jp/infomation/file/catouroku_manual.pdf

8) 川端秀彦 : toe-to-hand transfer による先天異常手の再建. エキスパート形成再建外科手術. 光嶋勲編. 274-285, 中山書店, 2010.
Summary 手術手技の詳細が記載されている.

9) 鈴木歩実, 川端秀彦 : 先天性手指欠損に対する足趾移植術. 日マイクロ会誌. 27 : 132-138, 2014.
Summary 9 例の case series.

10) 川端秀彦, 田村太資 : 先天異常手—横軸形成障害. Orthoplastic Surgery—四肢再建手術の実際—. 平瀬雄一ほか編. 122-125, 克誠堂出版, 2013.
Summary 手術手技の詳細が記載されている.

11) Kawabata, H., Tamura, D. : Five- and 10-year follow-up of non-vascularized toe phalanx transfers. J Hand Surg Am. 43 : 485. e1-e5, 2018.
Summary 足趾骨移植術の長期成績が述べられている.

12) Kawabata, H., el al. : Donor foot morbidity following nonvascularized toe phalanx transfer utilizing a new reconstruction technique. J Pediatr Orthop. 43A : 522-528, 2023.
Summary 足趾骨移植術の欠点を克服した論文.

13) 川端秀彦, 田村太資 :【手足の先天異常はこう治療する】横軸形成障害の治療. PEPARS. 103 : 41-47, 2015.
Summary タイプ別の治療法が記載されている.

14) 遠藤 聡ほか : 前腕以遠の先天性覆う軸形成不全児における義手の継続使用にかかわる要因と対策の検討. 義装会誌. 36 : 298-304, 2020.

15) 長尾竜郎ほか : 上肢切断者の ADL について. リハ医. 13 : 95-103, 1976.

PEPARS No.220：69-78, 2025

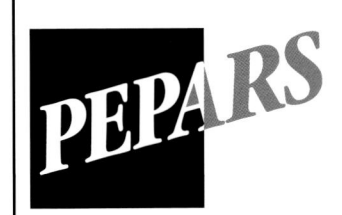

◆特集／手足先天異常　総まとめ BOOK

手足先天異常各論

先天性絞扼輪症候群

射場　浩介*

Key Words：絞扼輪(constriction band)，先天性絞扼輪症候群(constriction band syndrome)，リンパ浮腫(lymph-edema)，先端合指(acrosyndactyly)，切断(ablation)，指間形成(web plasty)，仮骨延長(callotasis)

Abstract　絞扼輪症候群は四肢に環状絞扼から組織欠損にいたる一連の病態を生じる症候群である．特徴的な所見として絞扼輪，リンパ浮腫，先端合指(指尖部が癒合し，近位に指間陥凹が存在)，切断が種々の組み合わせで出現する．絞扼輪やリンパ浮腫などの特徴的所見から診断は比較的容易であるが，立体的に複雑な変形を認める症例があることにも留意する．血行障害など緊急を要するもの以外は初回手術を主に1歳前後で行う．絞扼輪切除と合指の分離が主な手術内容であるが，全周性の深い絞扼輪の切除や離れた指間に生じた先端合指を認める立体的に複雑な変形がある症例では，合併症を避けるため複数回に分けて手術を行う．切断など短い指により手指機能障害を認める症例では指延長術を検討する．罹患部より近位側では正常な構造が保たれていることが本症候群の特徴であり，術後は良好な手指機能の獲得が期待できると考える．

I．定義・病態

　四肢に環状絞扼から組織欠損にいたる一連の病態を生じる症候群である．特徴的な所見として，① 絞扼輪，② リンパ浮腫，③ 先端合指(指尖部が癒合し，近位に指間陥凹が存在)，④ 切断，が種々の組み合わせで出現する．各変形の出現頻度として，先端合指，切断，絞扼輪，リンパ浮腫の順に高いとされている[1]．また，実際の症例では指基部からの皮膚性合指を多く認める(図1)．絞扼輪は上腕から指にかけて，いずれの高位においても認める．全周性から部分的なものまであるが，全周性の深い絞扼輪の遠位にはリンパ浮腫を伴う頻度が高い．絞扼輪が重度となると指や上肢は切断

の表現型を呈する．先端合指は指尖部が癒合し，近位部の指間に陥凹を認める特徴的な変形であり，有窓性合指とも呼ばれる[1]．また，先端合指や切断などの病変部位より近位は基本的に正常であることも本症候群の特徴である．そのため，母指機能が保たれている症例では合指の分離により，術後は正常に近い手指機能の獲得が期待できる(図2)．一方，X線所見に基づいた過去の研究では，切断を呈する指の中手骨に低形成を認める症例があることが報告されている[2]．筆者らも手術を行った症例を対象とした最近の研究で，罹患指近位に中手骨の低形成を認める症例があること，長期経過に伴い低形成の進行や改善を生じる可能性があることを報告した[3]．しかし，いずれの研究においても，中手骨の低形成による手指機能障害を認めた症例はなく，罹患部より近位の手指機能は正常に保持されていると考える．

　絞扼輪症候群の診断は絞扼輪やリンパ浮腫など

* Kousuke IBA，〒060-8543　札幌市中央区南1条西16丁目　札幌医科大学運動器抗加齢医学，特任教授

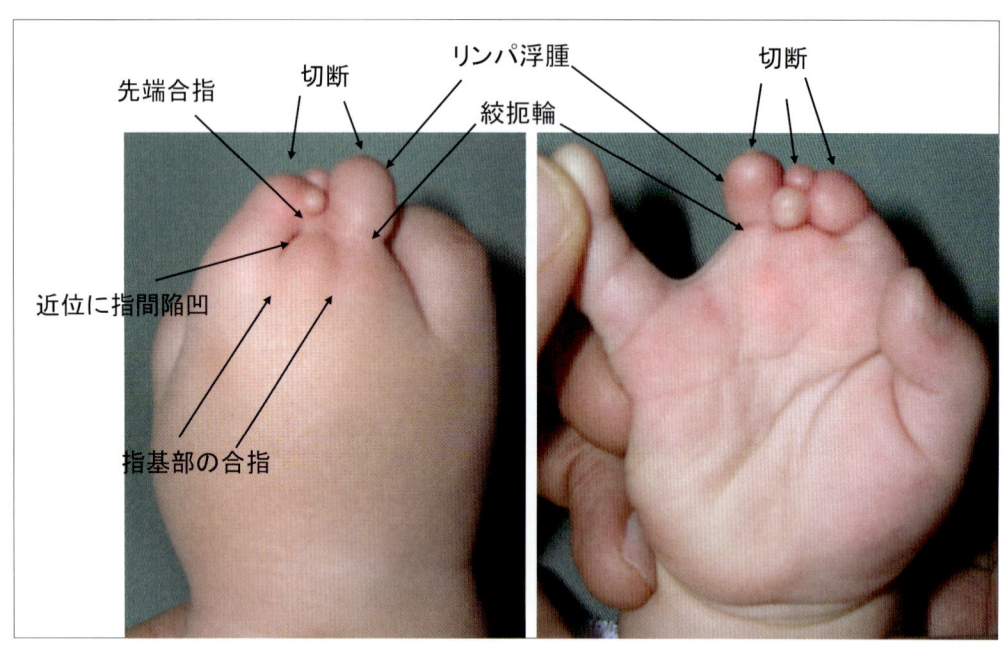

図 1. 絞扼輪症候群の特徴的所見

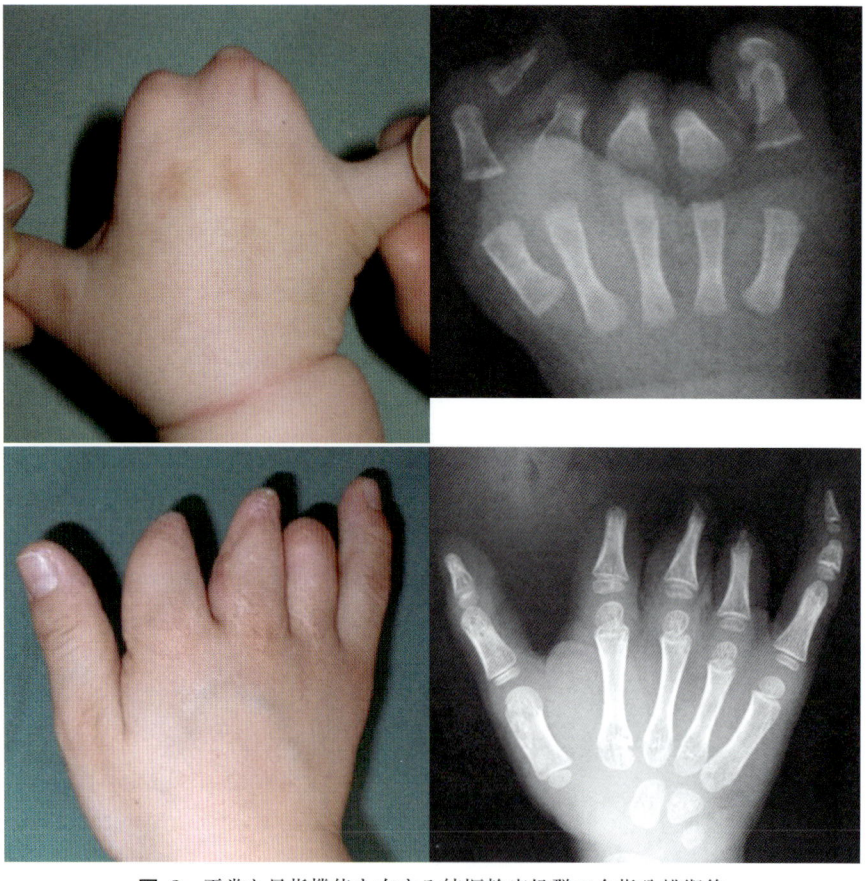

$\frac{a}{b}$

図 2. 正常な母指機能を有する絞扼輪症候群の合指分離術後
正常な母指機能を有する絞扼輪症候群では，合指分離術後に切断の所見を認める症
例においても，正常に近い良好な手指機能の獲得が期待できる．
a：術前　　b：術後 5 年

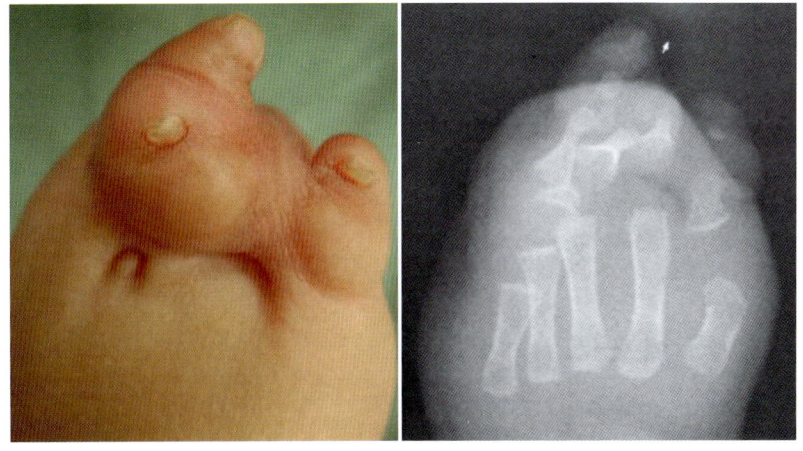

図 3. 複雑な変形を認める絞扼輪症候群
先端合指は絞扼輪症候群の特徴的な所見であるが，隣接指ではなく離れた指
間で合指が生じると，立体的に複雑な変形を生じる．

の特徴的所見から比較的容易と考える．一方，先端合指は絞扼輪症候群の特徴的な所見であるが，隣接指ではなく離れた指間で合指が生じると，立体的な変形を呈する複雑な表現型を認めることに留意する(図3)．

Ⅱ. 疫 学

本症候群は2,000〜10,000出生に1人の割合で出現する比較的発生頻度の高い上肢の先天性疾患であることが報告されている．出現頻度に性差や遺伝性はなく，両側例が多い．上肢罹患例の50%以上で下肢にも病変を認めることや，先天性足部変形や股関節脱臼の合併が比較的高いことが知られている[4][5]．また，絞扼輪が四肢の近位部に生じた場合，病変部遠位の低形成による脚長不同を合併する症例もある．

Ⅲ. 病 因

皮下組織の形成不全，血管破綻，局所壊死による説があるが，胎生早期に生じた羊膜破裂により剥離した索状羊膜が体表に絡みつくことで様々な破壊性病変をきたす羊膜破裂シークエンスの部分症状とする説が有力である[4]．羊膜破裂時期により頭部・顔面・体幹・四肢と異常の分布が異なり，四肢の絞扼輪症候群は胎生7週以降で生じた羊膜破裂により起こることが報告されている[4][5]．胎生期における手指の発生は，手板内に指放線が形成されて，指の数が決まり，その後，指間陥凹が形成される．いずれの成因においても，四肢絞扼輪症候群は指放線形成後の障害により発現すると考えられている[1]．

Ⅳ. 鑑別診断

横軸形成障害との鑑別を要する症例があることに留意する．絞扼輪症候群は合短指症と異なり，切断などの病変部位より近位側は基本的に正常である．一方，横軸形成障害では病変部位より近位においても骨や筋の低形成を認め，鑑別に有用な所見である．また，横軸形成障害では基節骨より近位で欠損する頻度が高いことと比較して，絞扼輪症候群では基節骨より遠位の切断が多いことが特徴である[1]．

Ⅴ. 分 類

先天性の指欠損のX線像を関節離断型，小骨片型，先細り型，横断型の4型に分類すると，絞扼輪症候群では，先細り型(38%)，関節離断型(25%)，小骨片型(25%)，横断型(13%)であったことが報告されている[6]．また，筆者らは術前の指節骨断端のX線所見を丸型と先鋭型に分類し，

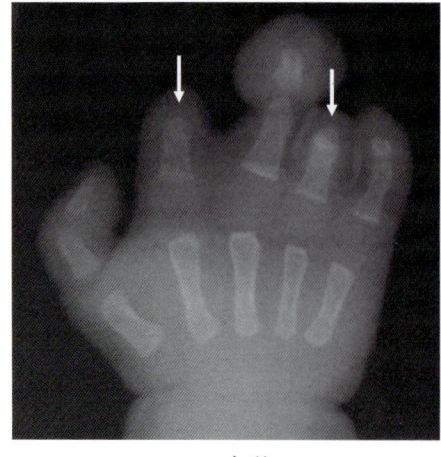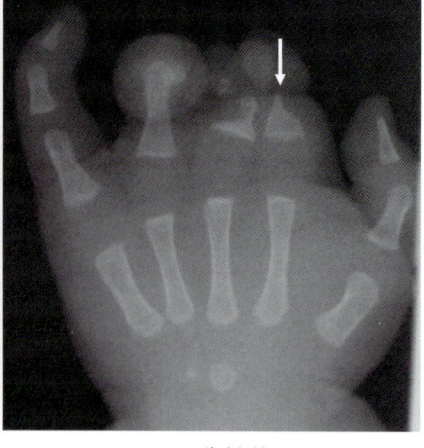

a．丸型　　　　　　　　　　　　b．先鋭型

図 4．基節骨断端の X 線所見

術前の指節骨断端の X 線所見（白矢印）を丸型と先鋭型に分類すると，先端合指分離
術後では先鋭型において術後の指尖部痛の発症頻度が高くなる．

（文献 7 から一部改変引用）

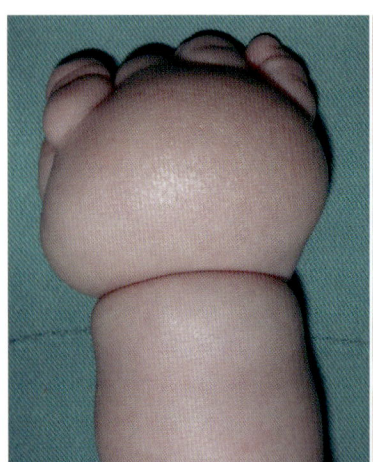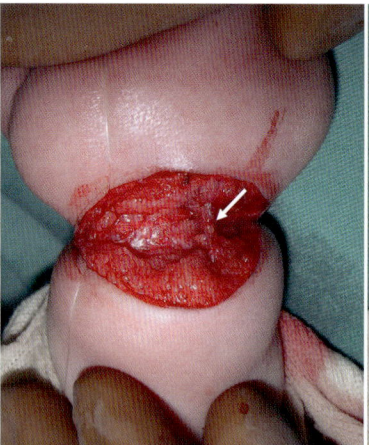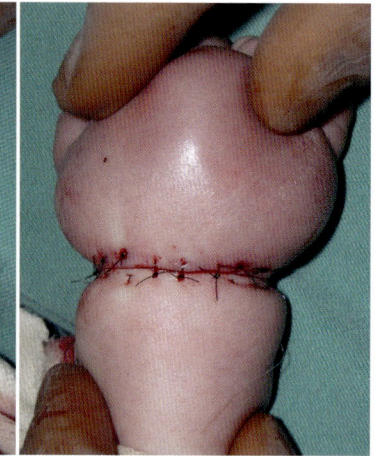

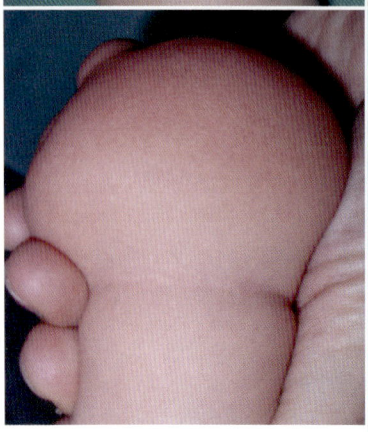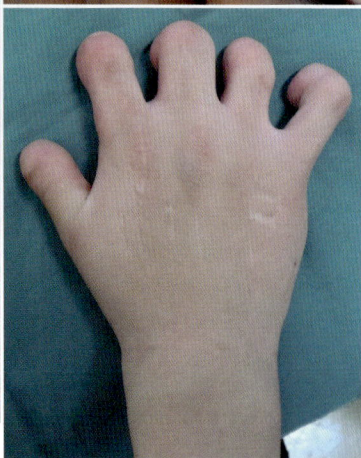

a	b	c
d	e	

図 5．

絞扼輪切除後のリンパ浮腫の長期変化

手関節に深い絞扼輪と手部にリンパ浮腫を
認める．深部の瘢痕や線維性組織を神経や
血管（白矢印）の走行に注意しながら切除を
行った．術後 1 年 6 か月で絞扼輪切除部の経
過は良好であったが，リンパ浮腫の残存を
認めた．その後，指延長などの追加手術を
行ったが，リンパ浮腫に対して追加治療は
行わなかった．リンパ浮腫は経過とともに
改善し，絞扼輪切除後 11 年では完全に消失
していた．

　a：術前
　b：深い絞扼輪の切除
　c：術直後
　d：絞扼輪切除後 1 年 6 か月
　e：術後 11 年

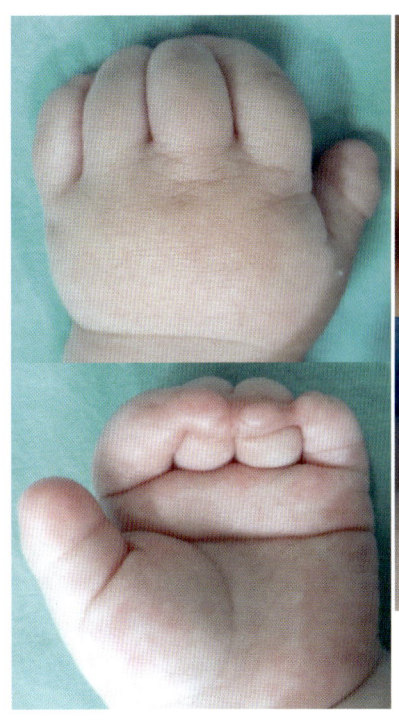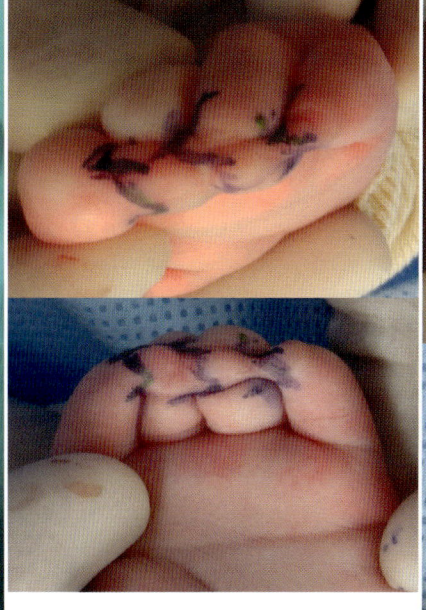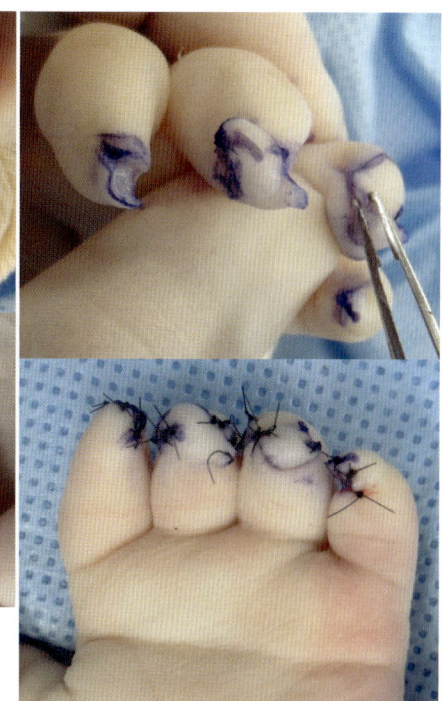

a | b | c

図 6. 先端合指の分離手術
先端合指の分離時は局所皮弁をデザインして指先部を覆っている.
基本的に指を可及的に長く保持することに留意している.

先端合指の分離術後では後者において術後の指尖部痛の発症頻度が高いことを認めた[7]（図4）.

Ⅵ. 治 療

絞扼による血行障害や高度浮腫を認める場合は緊急手術や早期手術の対象となるが，基本的に初回手術は1歳前後で行う．主に絞扼輪切除や合指の分離を行うが，全周性の深い絞扼輪では術後の血流障害を考慮して，橈側と尺側で半周ずつ2回に分けて手術を行う．皮切はジグザグより一直線にする方が瘢痕は目立たない．症例により，1～2か所にZ形成を行う．絞扼輪は深部の瘢痕を含めて切除するが，絞扼輪が筋膜や骨膜に接するような絞扼を認める症例では，神経や血管の走行に注意して深部の線維性組織の切除を行う（図5）．リンパ浮腫は絞扼輪切除後に消失や改善することを期待するが，術後も残存することや手術時期により改善の程度が異なることが報告されており[8]，絞扼輪切除後のリンパ浮腫の改善については一定の見解がない．絞扼輪切除後1年の経過を見てリンパ浮腫の改善がない場合には，過剰な軟部組織や皮膚の切除を推奨する報告を認める[1]．一方，筆者らの経験では絞扼輪切除後数年間の経過で大部分の症例においてリンパ浮腫の消失や改善を認め，過剰な軟部組織の切除を要した症例は数例のみであった．絞扼輪切除後のリンパ浮腫改善には長期経過を要する場合もあり，少なくとも術後数年間の経過観察が必要であると考えている（図5）．最終的に強い浮腫が残存して軟部組織切除を行う場合には，術後の循環障害を考慮する．広範囲の切除が必要な症例では数回に分けて手術を行う．

母指を含めた合指を認める場合には比較的早期の手術計画を立てるが，それ以外の単純な先端合指では1歳前後に手術を行う．分離時は局所皮弁をデザインして指先部を覆う（図6）が，皮膚が不足する場合は植皮も検討する．一方，先端合指分離後に残存する指間基部の合指については，機能

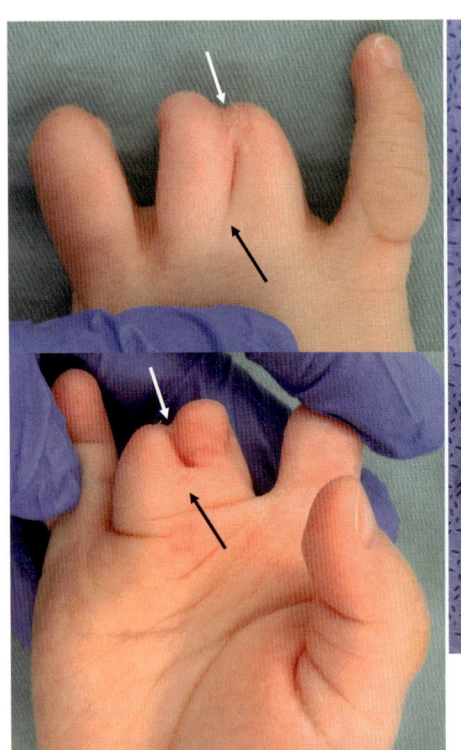
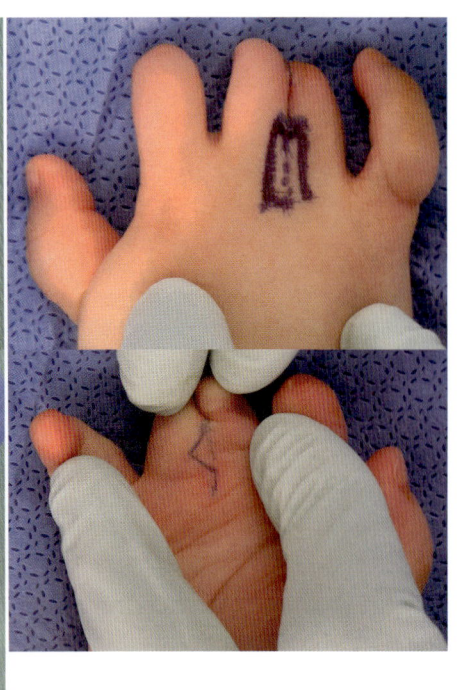

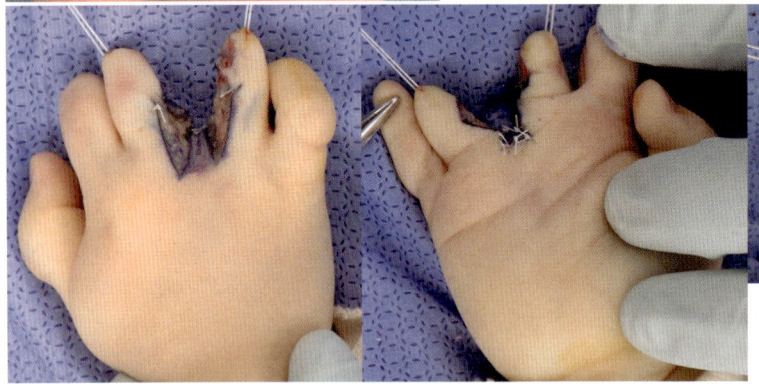
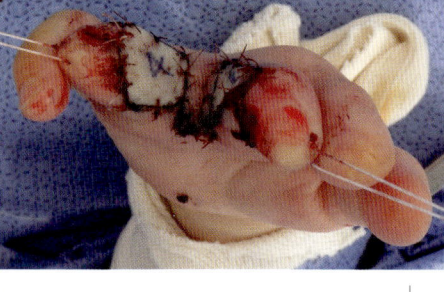

図 7. 先端合指と指間基部合指を認める症例
先端合指(白矢印)分離後に残存する指間基部の合指(黒矢印)については，
手指機能改善に必要と判断した場合に，一般的な合指症手術に準じた指間
基部の形成手術を行う．

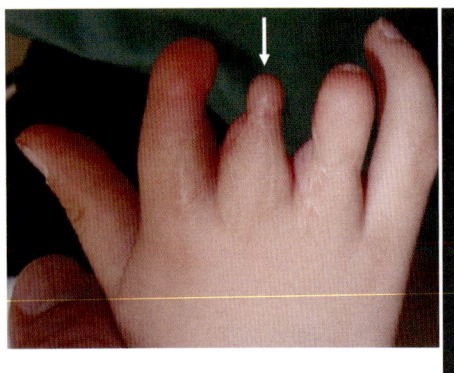
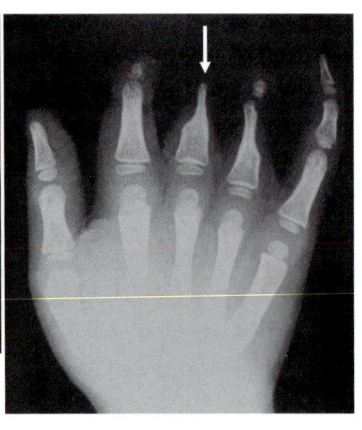

図 8.
先端合指分離術後の指尖部痛
先端合指分離術後経過中に，成長した
基節骨遠位端が瘢痕様皮膚を刺激し
て，指尖部の疼痛と寒冷時の冷感を認
めた(白矢印)．本症例では骨の先端を
一部切除する断端形成術を検討した
が，1 年間ほどの経過観察で自然軽快
した．

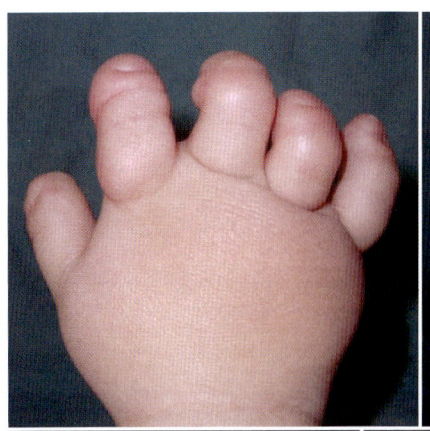
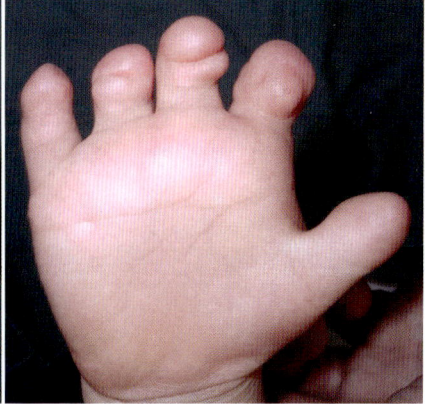

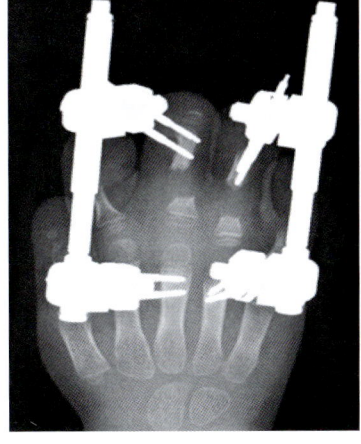
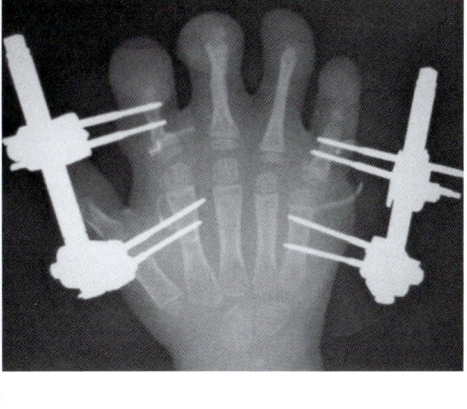

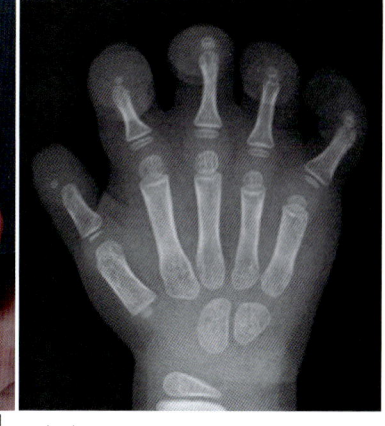

a | b | c
d | e

図 9. 示指から小指の仮骨延長
　短い指と指尖部の過剰な軟部組織のため，つまみ・握り動作が困難であった（a〜c）．指断端が緊張のない良好な軟部組織と皮膚で覆われていることより，示指から小指の仮骨延長術を行った（d，e）．

（文献 9 から一部改変引用）

改善に必要と判断した場合に指間基部の形成術を行う．手術方法は基本的に合指症手術に準ずる（図 7）．また，筆者らは先端合指分離後の手指機能を考慮して，指を可及的に長く保持することに留意している．そのため，状態のよい皮膚で断端を覆うことが困難であった症例の中には，骨の成長に伴い断端の瘢痕様皮膚が刺激されて疼痛が誘発される症例や，寒冷時に指尖部の冷感や疼痛を認める症例を経験している（図 8）．このような症例では骨の先端を一部切除して軟部組織と皮膚の緊張をゆるめて断端を良好な皮膚で覆うことを検討する．一方，経過とともに症状の改善を認める症例もあり，断端を形成する時期については慎重な計画を立てる必要がある．先端合指の分離手術前後において検討するべき問題と考えている[7]．

絞扼輪切除や指間形成などの初回手術後に，短い指のため握りやつまみなどの手指機能に障害を認める場合には，指延長術（仮骨延長術，指列移動術，足趾移植術，遊離指節骨移植術など）や指間を深くするなど機能再建を考慮した手術を検討する．特に，母指切断や母指と対立する指の切断により，つまみ障害を認める症例では指延長術の適応となる．筆者らは主に仮骨延長よる指の延長を行っており，手術により獲得した良好な手指機能は，術後長期経過においても保持されることが期待できる[9]．仮骨延長手術を検討する場合には，指断端が良好な皮膚で覆われていることや軟部組織に緊張がないことが理想的であり（図 9，10），術前計画を立てる場合には注意するべきことと考える．一方，指切断を認める場合においても罹患

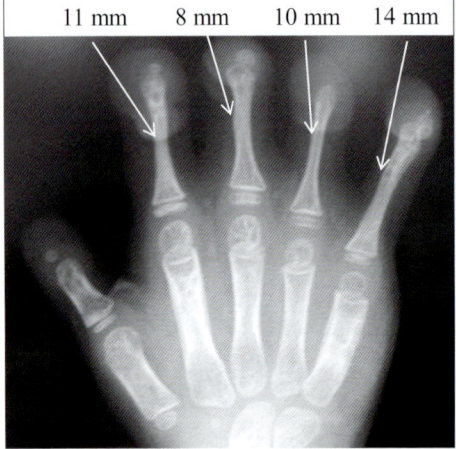

骨延長量

11 mm　8 mm　10 mm　14 mm

図 10.

仮骨延長術後

指断端が良好な軟部と皮膚組織に覆われていたため，延長時の指尖部痛はなく，各指とも 10 mm 前後の骨延長（術前全骨長の 50%以上）が可能で合った．また，術後に獲得した良好なつまみ・握り動作は，10 年以上の長期経過観察においても保持されていた．

　a：示・中・環・小指の仮骨延長術後

　b：10 年以上の長期経過後の状態

（文献 9 から一部改変引用）

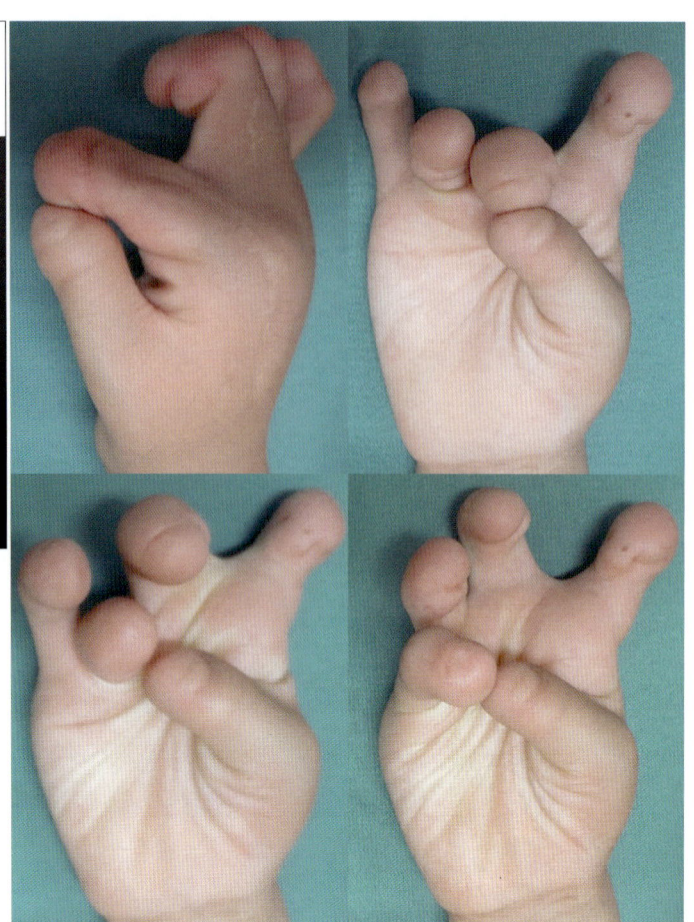

部近位側が正常なため，成長に伴い骨間筋や母指周囲の手内筋が代償的に発達して，巧緻運動や強い把持・つまみ動作が可能となる症例を認める．このような症例では不十分な母指長を認める場合においても，患者や保護者は指延長の追加手術を希望しないこともあり，治療計画を立てる上で留意するべきことと考える（図 11）．先端合指を認める症例では，立体的に複雑に絡み合った形態を認めるものがあり，分離には慎重な手術計画が必要である．これらの複雑な表現型を呈する絞扼輪症候群に対して手術を計画する場合に筆者らは最初に母指を分離して機能が維持されていることを確認する（図 12）．その後に，他指の分離や指延長などの機能再建を考慮した手術を行う方針としている．絞扼輪症候群では，複雑は形態を認める症例においても，罹患部位より近位側は正常な機能が保持されており，手術により手指機能の改善が期待できることを認識する必要がある[10]．

参考文献

1) 荻野利彦：手の先天異常—発生機序から臨床像，治療まで—．医学書院，2016.

2) Satake, H., et al.：Metacarpal hypoplasia associated with congenital constriction band syndrome. J Hand Surg Am. **37**：760-763, 2012.

3) Takashima, K., et al.：Medium- to long-term observations of metacarpal hypoplasia in congenital constriction band syndrome. J Hand Surg Eur Vol. **48**(8)：805-807, 2023.

4) 黒木良和：羊膜破裂シークエンス．新先天奇形症候群アトラス．梶井　正ほか編. 360-361, 南江堂, 1998.

5) Jones, K. L.：Smith's recognizable patterns of human malformation, 5th ed. 636-639, Saunders, Philadelphia, 1997.

6) Ogino, T., Saitou, Y.：Congenital constriction

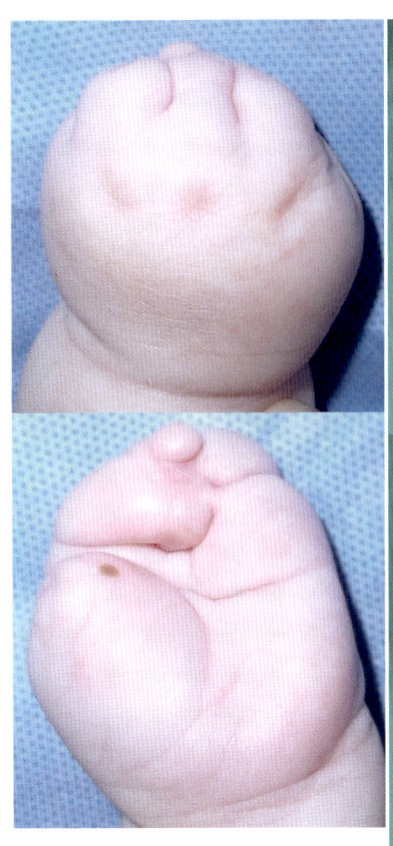
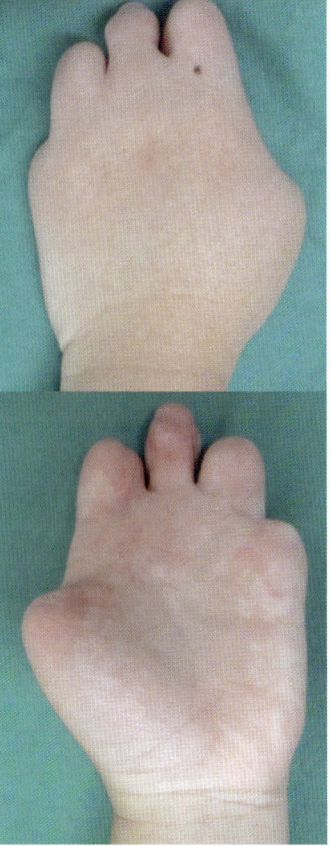
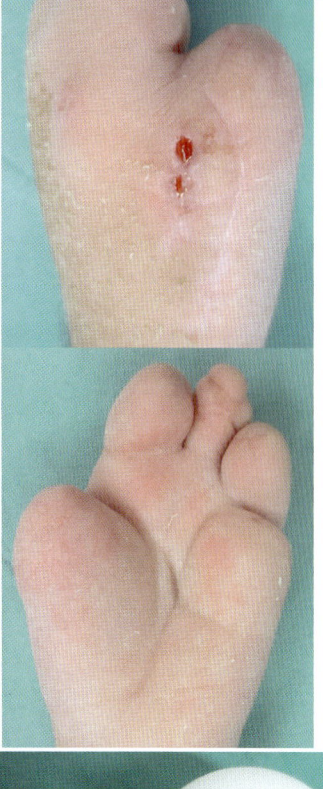
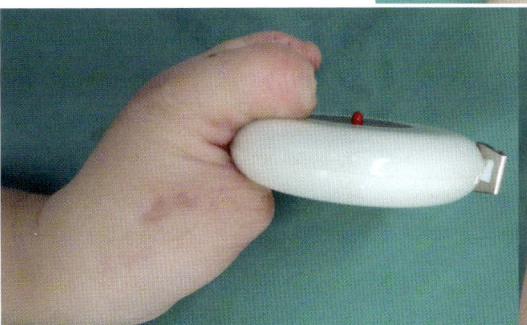
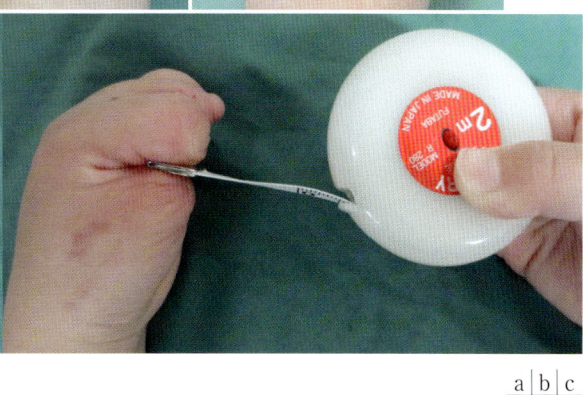
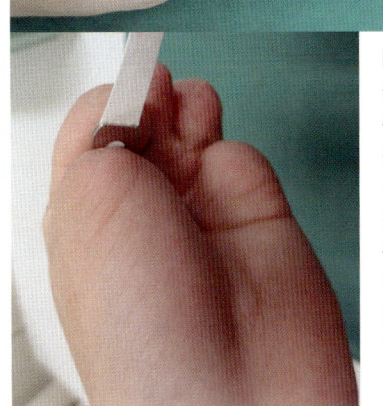

図 11.

全指切断と先端合指を呈した絞扼輪症候群

術前所見では母指を含めた全指の切断と示指から小指の先端合
指を認めた．初回手術で示指から小指の先端合指の分離術を行っ
た．2 期的に母指中手骨の仮骨延長を行ったが，延長中に母指指
尖部の疼痛を認めたため，術前の中手骨全長の 35％の延長で治
療を終了した．

母指中手骨の延長量は不十分と考えられたが，術後経過に伴い良
好な巧緻運動や強い把持・つまみ動作が可能となり，患者と保護
者はともに追加手術を希望しなかった．

a：術前
b：先端合指分離術後
c：母指中手骨仮骨延長術直後
d：母指中手骨仮骨延長術後 1 年

a | b | c
d

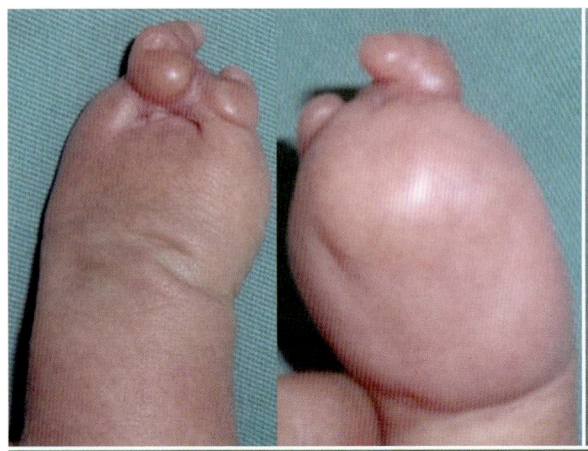
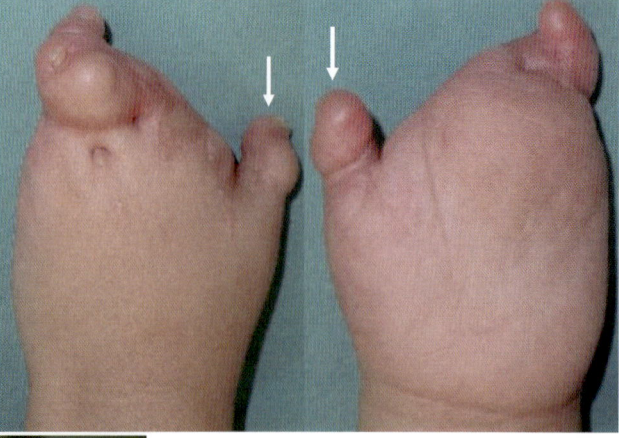
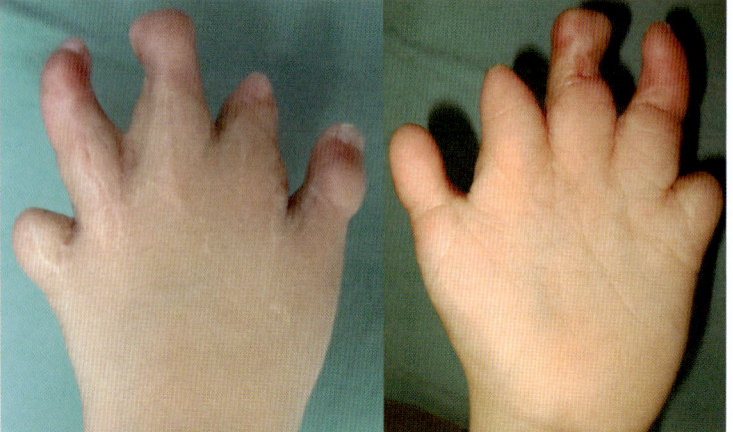
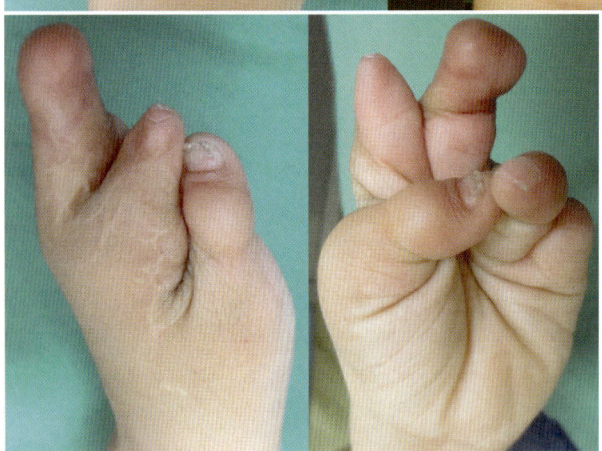

a	b
c	
d	

図 12.
複雑な形態を認める絞扼輪症候群の手術

立体的に複雑な変形を認める絞扼輪症候群では，はじめに母指を分離（白矢印）して機能が維持されていることを確認してから，他指の手術を検討する．本症例では分離した母指が良好な機能を保持していた．そのため，2回に分けて示指から小指の分離を行った．指分離術後の所見では整容面の問題は残存していたが，つまみや把持動作など良好な手指機能を獲得していた．最終術後11年の現在も良好な手指機能を保持しており，患者と保護者ともに整容改善のための追加手術を希望していない．

 a：術前
 b：母指分離術後
 c：示・中・環・小指の分離術後
 d：良好な手指機能の獲得

band syndrome and transverse deficiency. J Hand Surg B. **12**：343-348, 1987.

7) Iba, K., et al.：Pre-operative findings of acrosyndactyly and sharpening of distal portion of the phalanx related to post-operative finger tip pain in constriction band syndrome. J Hand Surg Eur. **37**：287-288, 2012.

8) Kiryu, M., et al.：Postoperative follow-up study of congenital constriction ring syndrome. J Jpn Soc Surg Hand. **12**：746-749, 1996.

9) Iba, K., et al.：Long-term outcomes after phalangeal distraction lengthening in patients with constriction band syndrome. J Plast Surg Hand Surg. **20**：1-5, 2021.

10) 射場浩介：教育研修講座　先天異常手の診断と治療．日整会誌．**97**：391-406，2023.

PEPARS No.220：79-85, 2025

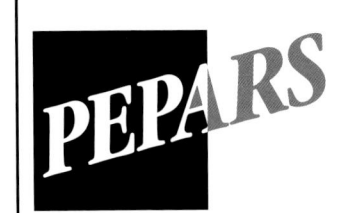

◆特集／手足先天異常　総まとめ BOOK

手足先天異常各論

中手骨(中足骨)短縮症

荒田　順*

Key Words：中手骨短縮症(brachymetacarpia)，中足骨短縮症(brachymetatarsia)，短指症(brachydactyly)，骨延長 (bone lengthening)，仮骨延長(callus distraction)

Abstract　　先天性中手骨(中足骨)短縮症は，骨端成長板の早期閉鎖や骨形成不全により，短指を呈する疾患であり，その病因は不明である．特に女性に多く，幼少期から 20 代後半までの間に，指が短いという外観上の理由で受診されることが多い．罹患する指(趾)は手では中指，環指，小指が多く，足では IV 趾が最も多く，次に I 趾に多い．両側性に生じることが多いことも特徴である．手術時期は，骨形成能が高く，治療への理解が得られる小学校高学年から中学生くらいの間が理想的な時期であるが，それ以降の年齢でも治療は問題なく可能である．手術法は現在，骨延長器装着による仮骨延長術が一般的であり，近年，侵襲の少ない骨切り法が報告されている．主に整容的な改善を目指した治療であるが，骨延長の方向を誤ると機能的な障害を残す恐れがあるため，手足の機能障害を生じないよう合併症に注意して手術を行う必要がある．

I. 定義・病態

　先天性中手骨(中足骨)短縮症は，骨端成長板の早期閉鎖や骨形成不全により，罹患した中手骨(中足骨)が他よりも短くなり，外観上，短指を呈する疾患である(図1)．病因は不明である．生下時に指摘されることは少なく，指長差は幼少期より現れる例もあるが，年齢が上がるにつれて差が大きくなり，整容的な不満足度が高くなっていく(図2)．機能面での問題を訴えることは少なく，主に整容面での改善目的で治療を希望される．MP 関節の可動域制限を認めることがあるが，日常生活に支障をきたしていないことが多い．幼少期から 30 代後半までの間の受診が多く，50 代以降の受診は少ない．

II. 疫　学

　中手骨短縮症の有病率は不明であるが，中足骨短縮症の有病率は 0.02～0.05％ と様々な報告がある[1]～[3]．男女比については，中手骨短縮症，中足骨短縮症ともに女性に多く，中足骨短縮症については 25：1 で女性に多いという報告がある[4]．罹患部位は中手骨短縮症については，第 3，4，5 中手骨に多く[5][6]，特には第 5 中手骨に多いとされる[7]．中足骨短縮症については，高率に第 4 中足骨に生じ，その次が第 1 中足骨に多く，両側性であることが多い(72％)[3](図3)．

III. 遺伝性

　遺伝性の症候群や内分泌障害などの疾患において，中手骨(中足骨)短縮症を認めることがあることは知られている．中手骨(中足骨)短縮症の特発例に関しては，家族発生例も認めるが，遺伝性に関する詳細は明らかにはなっていない．

---

* Jun ARATA，〒520-2192　大津市瀬田月輪町 滋賀医科大学形成外科，特任教授

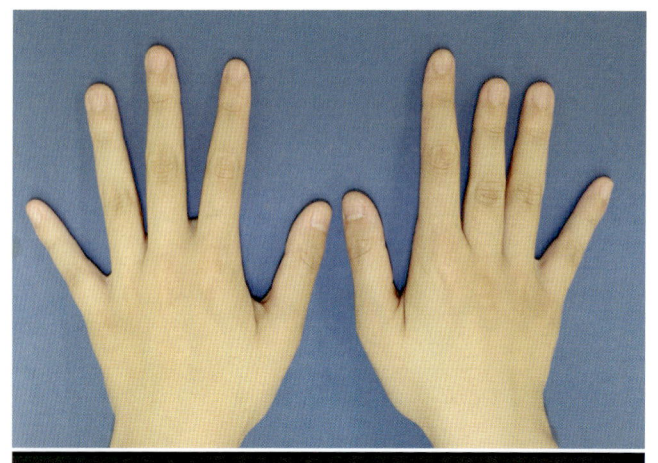

図 1.
右第 3・4・5, 左第 5 中手骨短縮症

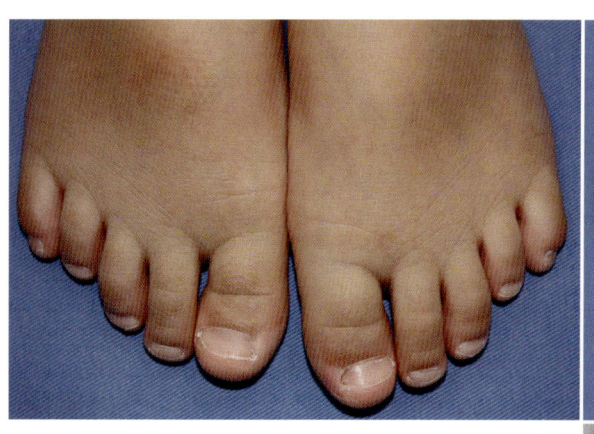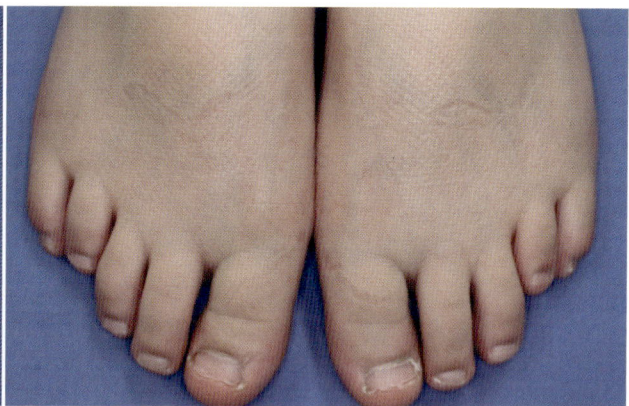

a	b
	c

図 2.
両側第 Ⅳ 中足骨短縮症
a は 6 歳時　b は 9 歳時, c は 12 歳時.
経年的に短指が目立つようになっている.

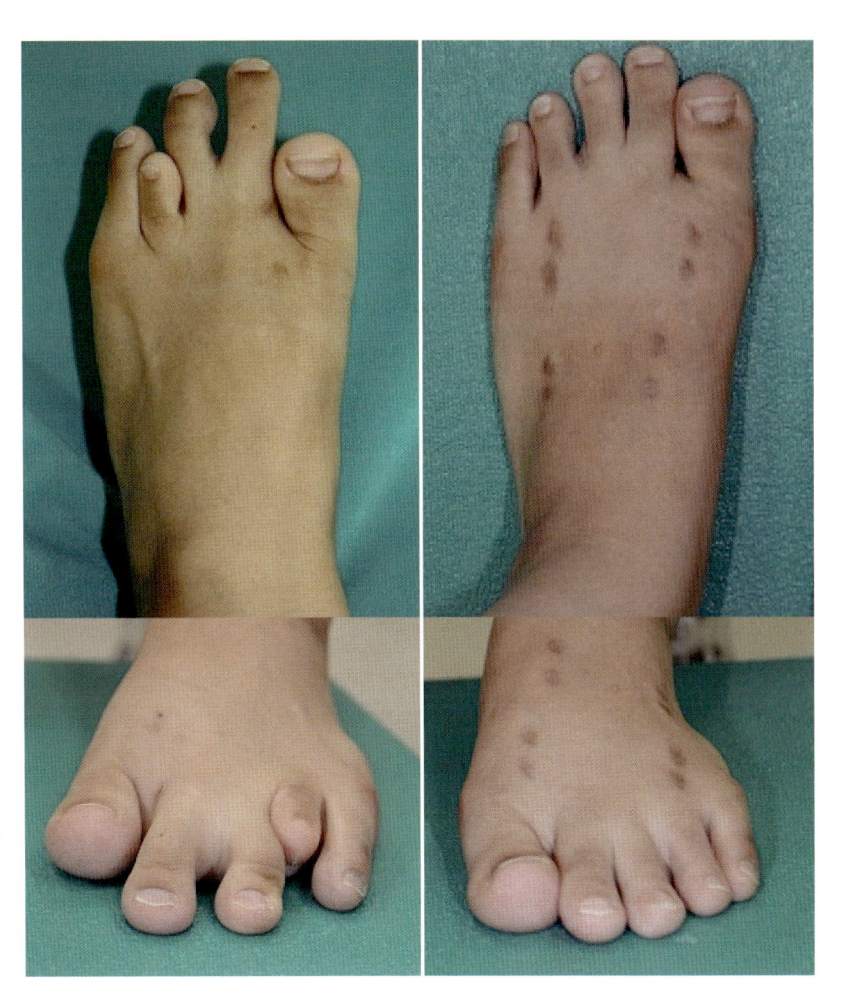

図 3.
左第 I・IV 趾中足骨短縮症(27 歳，女性)
　a：術前
　b：術後 1 年(延長量　I：21 mm,
　　IV：25 mm)

IV．術前診察法

疼痛を訴えることは稀であるが，日常生活における問題がないかを聴取する．視診により短縮の程度，皮膚トラブルの有無などを評価する．中足骨短縮症においては，胼胝を形成している例も見られる．また，罹患趾は接地できていないことが多い(図 3)．可動域の評価も行っておく．MP(MTP)関節の屈曲に制限があることが多く，特に中手骨短縮症では，屈曲時にいわゆる「握りこぶし」を作った際，外観上，骨頭部の陥凹による変形を認めることがある．

V．必要な画像診断

X 線撮影は中手骨(中足骨)短縮症の評価において最も基本的な診断手段である．両側の前後像・側面像・斜位像を撮影し，短縮の程度や骨端成長板の状態を確認し，延長必要量の計測を行う．本人の訴えが片側であっても，両側に発症していることも多いため，両側の撮影が望ましく，他の骨の状態を確認しておく．

VI．関連する解剖の知識

中手骨および中足骨全体の 3 次元的な解剖学的位置関係を理解しておく必要がある．足部は，中足骨が全体でバランスのよい縦アーチと横アーチを形成しており，力学的な強度を保ち，圧を分散させることで，全体重を支え得る強靭な構造の中心的役割を担っている．そのため，骨延長の方向が悪いとアーチが乱れ，荷重時の痛み，胼胝形成などのトラブルが生じる．中手骨においても，延長の方向が悪いと，使用時の痛みや可動域の悪

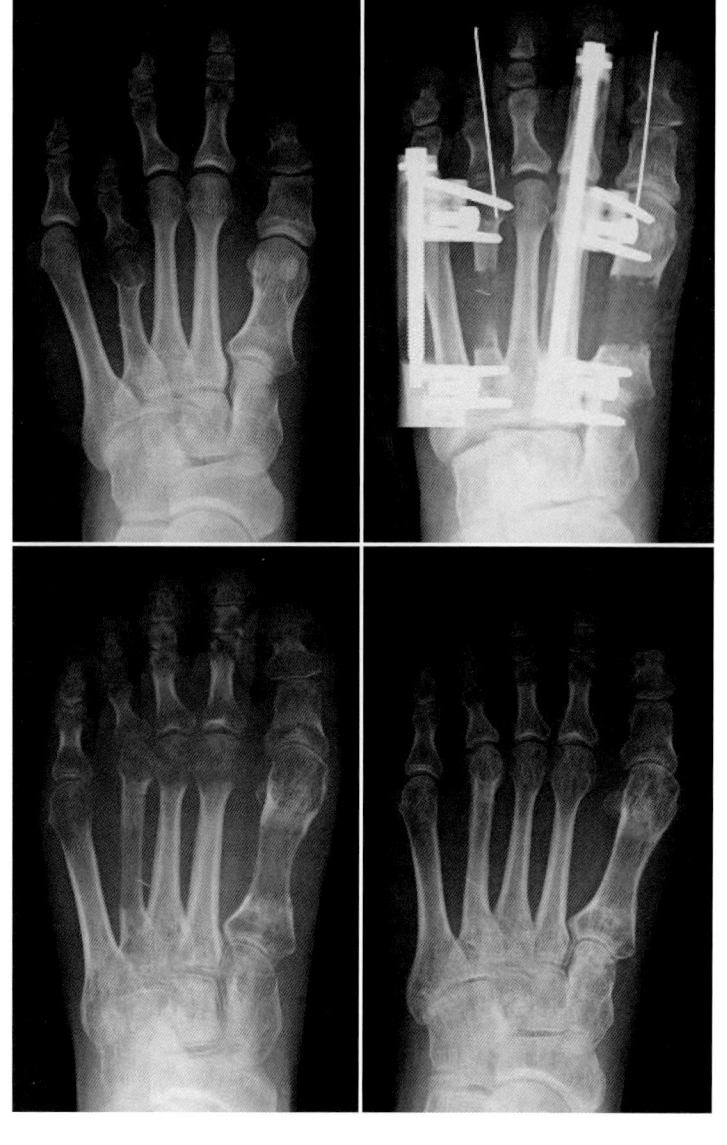

図 4.
X 線の経過
　a：術前
　b：術後 1 か月
　c：術後 3 か月
　d：術後 1 年

化，クロスフィンガーを生じ，使用しづらい手と
なる．

　伸筋腱は屈筋腱よりも延長への抵抗が強いた
め，延長に伴い MP 関節が過伸展しやすいこと
を，留意しておく．

　中手（足）骨の掌（底）側に両側近傍に，動脈，神
経が走行しているため，骨切り時に損傷しないよ
う十分に注意する必要がある．

　形態学的にも理解しておく必要がある．手は中
指が一番長く，次に環指，示指，小指，母指の順
番となる．足は，様々な形態があることが知られ
ている．母趾が一番長く，外側にいくにつれて短

くなる，いわゆるエジプト型が日本では一番多い
とされている．その他，Ⅱ趾が一番長い形態，全
ての足趾が同程度の長さにある形態など様々であ
る．これらの形態学的なバランスが崩れると見た
目としておかしいと感じる．

Ⅶ. 治療法

　治療は一般的に骨延長術が行われる．手術の目
標は機能障害を残さずに患者の望む長さに中手
骨・中足骨の延長を行うことである．手術法には
一期的に骨移植を行う方法と骨延長器を装着し漸
次延長を行う方法がある．一期的に骨移植を行う

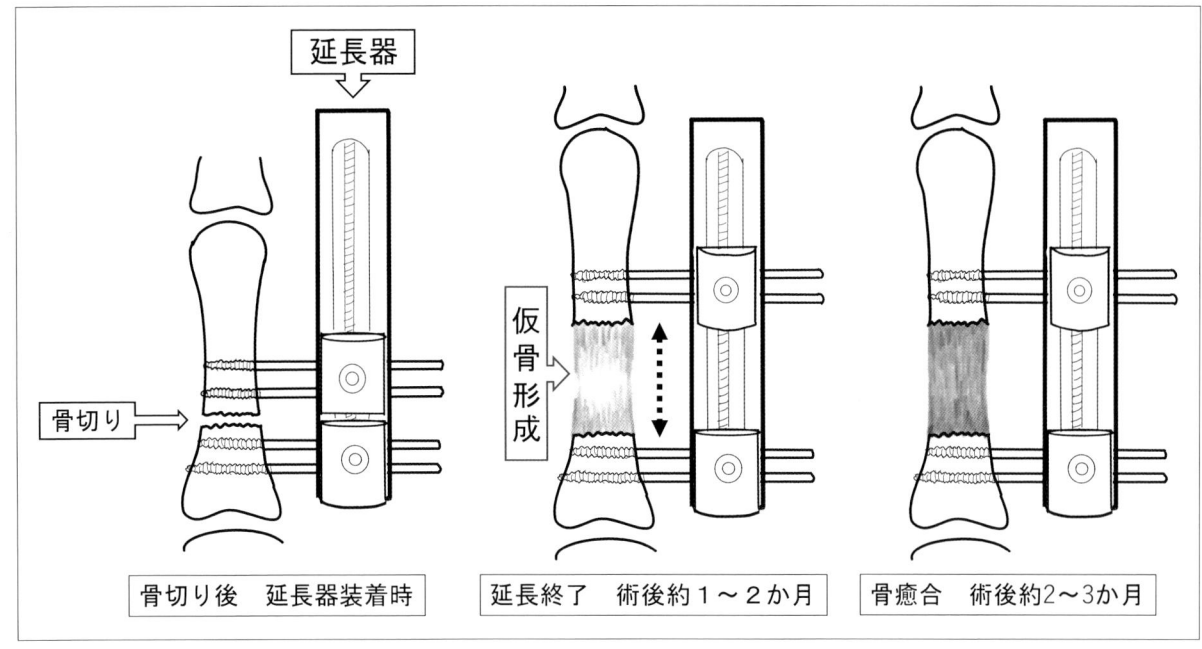

図 5. 仮骨延長法

延長法では，軟部組織の十分な延長が得られないことが多く，最大延長量はおよそ 1 cm までと言われている[8)9)]．骨延長器により漸次延長を行う方法では，2 cm 以上の延長も可能である．漸次延長を行う方法にも延長により生じた間隙に骨移植する方法と仮骨形成を促す方法（以下，仮骨延長法）（図 4, 5）がある．骨移植を行う方法では，骨延長器を術後 1 か月ほどで除去できるというメリットがあるが，骨の採取が必要，瘢痕が目立つなどのデメリットがある．仮骨延長法は，骨延長器の装着期間が 2～3 か月程度かかるが，骨移植が不要であり，骨切り法の工夫により瘢痕も少なくなる．筆者は整容的な改善が目的とされることが多いことからも，仮骨延長法が理想的と考えており，第 1 選択としている．以下に筆者の行っている仮骨延長法の実際について記述する．

Ⅷ．仮骨延長術の実際

1．手術時期

手術時期に関しては，「他の骨の成長が進んでいる方がよい」，「骨形成能の高い若年の時期がよい」，「リハビリテーションや安静度などについて十分に理解できる年齢がよい」，「長期の安静期間が取りやすい」などの点から総合的に判断し，12～15 歳くらいが理想的と考えている．それよりも低年齢では，一般的に骨延長量の予測が難しく，治療への理解が得られないことが多い点から勧められない．また，20 代以降で受診される例も多いが，治療期間が取れないことから治療を断念されるケースがある．

2．手術の実際

手術は，骨延長器の選択→ピンの刺入→骨切り→骨延長器装着，という流れで行う．

A．骨延長器の選択

手術に先立って X 線画像から延長する中手骨（中足骨）の大きさと延長量に応じて骨延長器を選択する．骨延長器にはいくつか種類があるが，本邦においては The MiniRail system®，イリザロフミニ創外固定器®，Light Weight Bone Distractor®（以下，LBD®）などが用いられている．それぞれに特徴があり，慣れたものを使用すればよいが，一番強度の高い骨延長器は，The MiniRail system® である．

B．ピンの刺入

X 線透視下に骨切り予定部位の遠位と近位にそれぞれ 2～3 本の骨延長器専用のピンを挿入する．

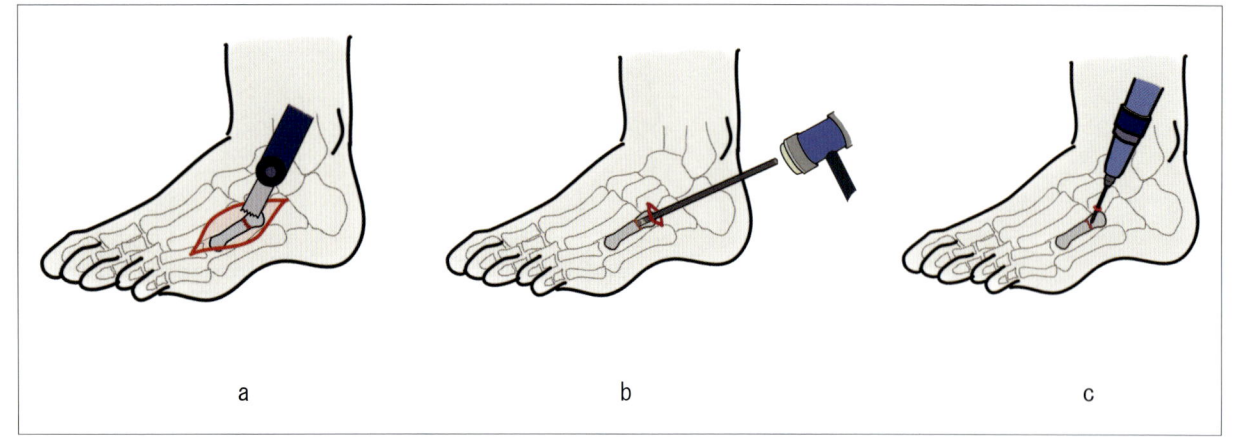

図 6. 骨切り法シェーマ
a：背側切開による骨切り　　　b：小切開による骨切り　　　c：非切開式骨切り

近位側のピンは骨の形成が良好な近位骨幹部で骨切りが行えるようにできる限り骨端部に近い部位に挿入する．遠位側のピンは，骨頭部はピンの緩みが出ることがあるため，骨頚部付近に挿入する方がよい．

The MiniRail system® と LBD® はピンの刺入角度で延長方向が決まるため，ピンを中足骨の長軸に対しできる限り垂直にかつそれぞれのピンが平行になるように挿入する必要がある．イリザロフミニ創外固定器® は自由度が高いため，ピンの刺入角度についてそれほど慎重になる必要はない．

C．骨切り

すべてのピンを打ち終えた後に，骨延長器をそれぞれの手順書に沿って問題なく装着できることを確認しておく．確認後，骨延長器を外し，骨切りを行う．骨切り法は背側を切開し，直視下に行う方法が行われてきた．骨切り操作は確実かつ容易であるが，切開に伴う醜状痕を残す例があること，骨切り部に対する侵襲が大きいことなどの問題点がある．それらの問題点を補うべく，近年では，小切開から 2 mm 程度のオステオトームで骨切りを行う方法も行われている．筆者は，皮膚切開を行わず 1 mm の鋼線での穿孔操作で骨切りを行っている[10]（図 6）．

D．骨延長器装着

骨切り施行後，骨延長器を装着する．装着後，X 線透視下に骨のアライメントに問題がないことを確認する．延長操作を行い無理のない延長が可能なことを確認した後に，逆方向に短縮させて，骨切り部にギャップがないようコンプレッションをかけておく．MP 関節の過伸展予防目的に MP（MTP）関節を鋼線で固定する．イリザロフミニ創外固定器® を使用する場合は基節骨にピンを挿入し，MP（MTP）関節を骨延長器で固定してもよい．

3．術　後

A．安静度

骨延長器装着中は中手骨短縮症では，過剰な負荷をかけない程度の使用（書字や食事）を許可し，固定していない関節は動かすよう指示する．中足骨短縮症では，松葉杖を使用し踵荷重での歩行を許可する．

B．延長について

術後 4〜7 日目から延長を開始する．0.5〜1.0 mm/日で延長を行う．軟部組織の延長には緩徐な延長が望ましいが，若年者は骨形成能が高いため，早期骨癒合に注意する[11]．延長は患者自身または家族などに行ってもらう．延長操作は難しくないが，回す方向を間違えないように，実際に医師が延長を行う様子をスマートフォンなどでビデオ撮影し，それを確認しながら行うよう指導するとよい．

C．術後フォロー

延長期間中は 1 週ごとに通院を指示し X 線撮影

を行い，計算上の延長量とX線画像上での延長量に解離がないか，骨のアライメントに問題がないかをチェックする．計算上の延長量とX線画像上での延長量に解離がある場合は延長操作に問題があるか早期骨癒合が疑われる．骨延長器装着中は，正面，側面，両斜位の4方向での撮影が望ましい．

ピン刺入部に感染が疑われた場合は，抗菌薬の内服と軟膏療法を指導し，骨髄炎に移行しないよう注意する．また，通院日は医師が延長操作を行い，骨延長器に問題がないかをチェックする．

外観やX線画像を参考に，目標延長量に達した時点で延長を中止する．その後1〜2回/月でX線撮影を行い骨の形成状況を確認する．X線で骨の架橋が明らかになれば，骨延長器の除去を予定する．

骨延長器抜去後，中手骨短縮症では自他動運動を開始し，中足骨短縮症では，抜去の2週後より1/3荷重，以後2週ごとに1/2荷重，2/3荷重，全荷重を基本としているが，骨形成の状態や患者の理解度に応じて変更する必要がある．

4．合併症について

最も多いのが，ピン刺入部の感染であり，他に骨癒合の遷延，早期骨癒合，MP（MTP）関節の強直および亜脱臼が報告[12][13]されている．ピン刺入部の感染が生じた場合は，抗菌薬の投与を行う．X線でピン周囲に骨の透亮像を認めた場合には，骨髄炎を疑い，ピンの抜去を検討することになる．骨形成が遷延し骨癒合が得られない場合は，骨移植術が必要になる．早期骨癒合に対しては，骨切りを追加する．強直や脱臼については，その程度に応じて治療の必要性と方法を検討することとなる．

参考文献

1) Schimizzi, A., Brage, M.：Brachymetatarsia. Foot Ankle Clin. **9**：555-570, 2004.
2) Barik, S., Farr, S.：Brachymetacarpia and brachymetatarsia：do we need to operate?. EFORT Open Rev. **6**：15-23, 2021.

Summary　中手骨短縮症，中足骨短縮症に関する論文のシステマティックレビュー．
3) Urano, Y., Kobayashi, A.：Bone-lengthening for shortness of the fourth toe. J Bone Joint Surg Am. **60**：91-93, 1978.

Summary　日本での175例の一期的骨移植術を行った中足骨短縮症の症例をまとめた報告．
4) Hosny, G. A., Ahmed, A. S.：Distraction osteogenesis of fourth brachymetatarsia. Foot Ankle Surg. **22**：12-16, 2016.
5) Houshian, S., Ipsen, T.：Metacarpal and phalangeal lengthening by callus distraction. J Hand Surg Br. **26**：13-16, 2001.
6) Wood, V. E.：Brachymetacarpia. Green's Operative Hand Surgery. 4th ed. Green, D. P., et al., ed. 390-396, Churchill Livingstone, New York, 1999.
7) Miura, T., et al.：Brachymetacarpia and brachyphalangia. J Hand Surg Am. **11**：829-836, 1986.

Summary　中手骨および指骨が短縮された325人の患者のX線特徴を分析した報告．
8) Fultz, C. W., et al.：Single stage lengthening by intercalary bone graft in patients with congenital hand deformities. J Hand Surg Br. **11**：40-46, 1986.
9) Dana, C., et al.：Metacarpal lengthening in children：comparison of three different techniques in 15 consecutive cases. J Hand Surg Eur Vol. **42**：51-56, 2017.
10) Arata, J., et al.：Nonincisional osteotomy for gradual lengthening by callus distraction in the hand and foot. Ann Plast Surg. **67**：232-234, 2011.

Summary　非切開式骨切り法を用いた仮骨延長法を行った症例をまとめた報告．
11) Bozan, M. E., et al.：Factors that affect the healing index of metacarpal lengthening：a retrospective study. J Orthop Surg(Hong Kong). **14**：167-171, 2006.
12) Wilusz, P. M., et al.：Complications associated with distraction osteogenesis for the correction of brachymetatarsia：a review of five procedures. J Am Podiatr Med Assoc. **97**：189-194, 2007.
13) Masada, K., et al.：Complications following metatarsal lengthening by callus distraction for brachymetatarsia. J Pediatr Orthop. **19**：394-397, 1999.

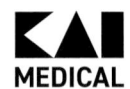

理想の切れ味 充実のラインアップ
KAIは医療の安全とQOLを追究し続けます

皮膚生検・穿孔 または組織採取

生検トレパン

販売名：生検トレパン / 医療機器承認番号：21900BZX01212000

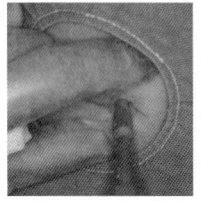
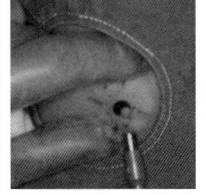

臨床例：腫瘍摘出

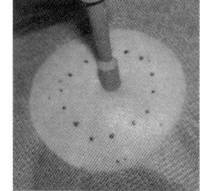
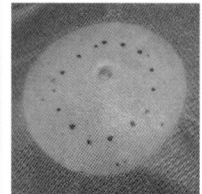

臨床例：粉瘤治療

広範囲のサイズ、様々なタイプを揃えています

レギュラータイプ

1.0mm / 1.5mm / 2.0mm / 2.5mm / 3.0mm / 3.5mm / 4.0mm / 5.0mm / 6.0mm / 8.0mm

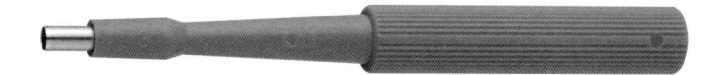

大径タイプ

10.0mm / 12.0mm

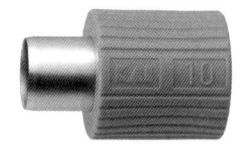

ロングタイプ

1.5mm / 2.0mm / 3.0mm / 3.5mm / 4.0mm / 5.0mm / 6.0mm / 8.0mm

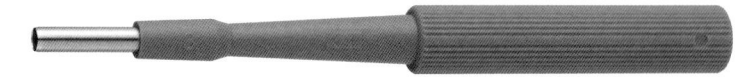

プランジャー付タイプ

1.0mm / 1.5mm / 2.0mm / 3.0mm / 4.0mm

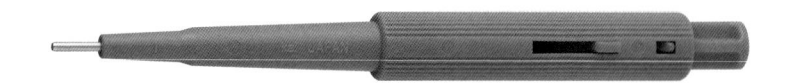

プランジャーの先端が刃から飛び出します

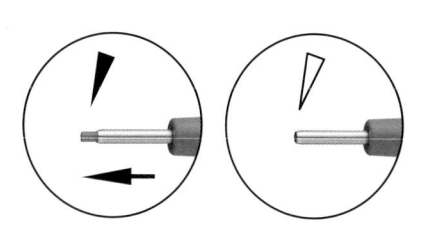

製造販売元
カイ インダストリーズ株式会社
医療器事業本部　国内営業部

〒501-3992 岐阜県関市小屋名1110
Phone （0575)28-6600　Fax （0575)28-6611
https://www.kaimedical.jp/

詳細はこちらから

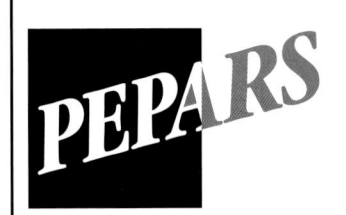

◆特集／手足先天異常　総まとめ BOOK

手足先天異常各論

先天性握り母指・屈指症

佐竹　寛史*

Key Words：握り母指症（thumb in palm, thumb-clutched hand），先天性屈曲内転変形（congenital flexion adduction deformity），拘縮性くも指症（congenital contractural arachnodactyly, Beals syndrome），屈指症（camptodactyly），屈曲位変形（flexion deformity），腱固定効果（tenodesis effect）

Abstract　先天性握り母指症は母指 MP 関節が屈曲した状態で，母指が手掌部に入り込むような変形をしていることから thumb in palm と呼ばれる．母指 IP 関節の屈曲変形は強剛母指である．握り母指症では伸筋腱の低形成や欠損が見られることがある．母指の屈曲内転拘縮をきたさないように装具療法を行う．母指 MP 関節掌側の皮膚拘縮や第 1 指間の狭小化を生じることがあり，手術で植皮を行ったり，皮弁形成が必要となったりすることがある．

　屈指症は手指の PIP 関節が屈曲拘縮する疾患であり，小指に多い．他動的に伸展が可能であれば屈曲位変形と診断する．屈指症には単指罹患と多数指罹患とがある．また，先天性と後天性とがあり，浅指屈筋の低形成や皮膚の拘縮，関節拘縮が問題となる．装具やストレッチによる保存療法が基本であり，手術は限られた症例にのみ行う．浅指屈筋腱に対する処置，植皮，あるいは皮弁形成が必要となる．

先天性握り母指症

I．定　義

　先天性握り母指症（thumb in palm）は母指 MP 関節が屈曲した状態で，生後 6 か月が過ぎても自動伸展が確認できない場合に診断する（図1，2）[1)2)]．母指 IP 関節が屈曲する変形である強剛母指とは異なる．強剛母指は MP 関節掌側に Notta 結節と呼ばれる屈筋腱の腫大病変を触れる．握り母指症では母指の伸筋腱欠損がある可能性を踏まえて経過を見る必要がある．Congenital flexion adduction deformity（先天性屈曲内転変形），pollex varus（内反母指），infant's persistent thumb-clutched hand（握り母指）など様々な呼び方がある．独立した疾患というよりは症候群の 1 種と考えた方がよい．

II．病　態

　乳幼児は屈筋が伸筋に比べて優位であることが多く，母指は屈曲位をとりやすい．短母指伸筋腱の低形成や欠損が病態に関与している可能性がある．母指内転筋や短母指屈筋の短縮や第 1 指間の狭小化を伴うこともある．長母指伸筋腱が欠損している場合もある．

III．分　類

　Weckesser らが握り母指変形を 4 つに分類している[3)]．

1．1 群（先天性握り母指症）

　最も多い型で，母指伸筋腱の低形成や欠損により母指のみが屈曲した変形であり，他の手指に屈曲変形は見られない．片側例も両側例もある．

2．2 群

　母指変形は 1 群と同様で，他指にも屈曲拘縮が見られる場合である．多発性関節拘縮症（arthrogryposis multiplex congenita）の 1 種という指摘もあるが，遠位関節拘縮症（distal arthrogryposis）や Freeman-Sheldon 症候群の 1 種という指摘

* Hiroshi SATAKE，〒990-9585　山形市飯田西 2-2-2　山形大学医学部附属病院整形外科，病院教授

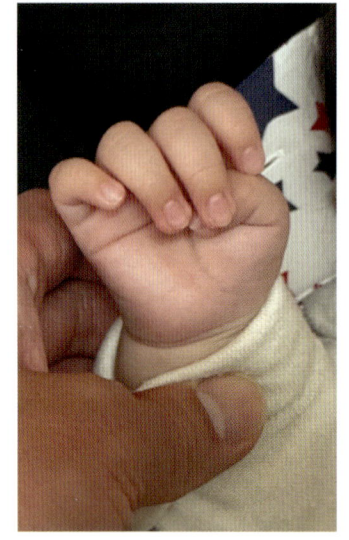

図 1. 右握り母指症（4 か月，男児）
右母指 MP 関節が屈曲位を取っている．まだ 4 か月であり，確定診断には至らない．

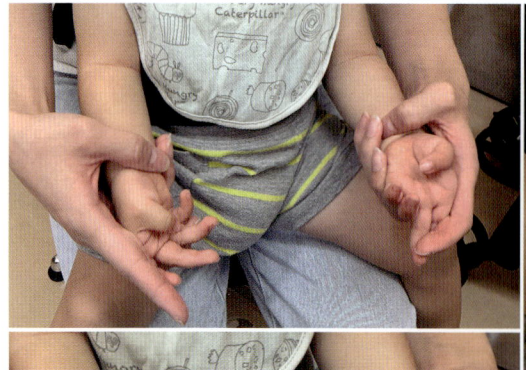
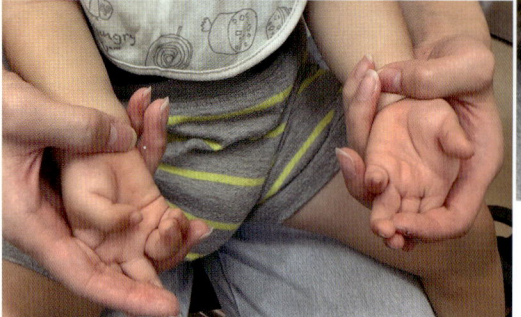
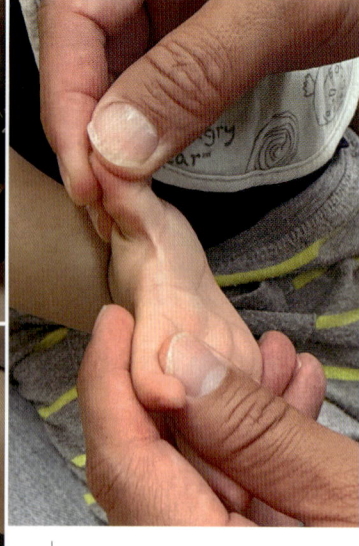

図 2. 両側握り母指症（1 歳，男児）
図 1 の症例を経過観察したところ，1 歳時，両母指 MP 関節は屈曲位を取っているが(a)，左母指は MP 関節の自動伸展が可能であり，右は自動伸展が確認できない(b)．右母指 MP 関節を他動的に伸展すると MP 関節掌側皮膚に拘縮が見られる(c)．

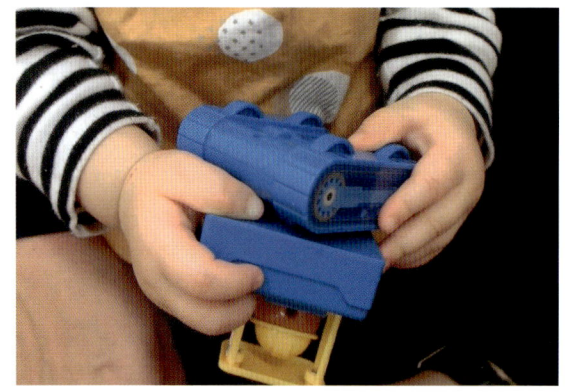

図 3. 右握り母指症（1 歳，女児）
おもちゃで遊んでいるところを観察し，左母指は MP 関節の伸展位を取って対立できているが，右母指は屈曲位でしかおもちゃを持てない．

もある．

3．3 群

母指の低形成を伴う．伸筋のみならず屈筋，母指球筋，および骨格を含む母指全体の低形成であり，橈側列形成障害の母指形成不全症に相当する．

4．4 群

上記 1〜3 群に属さない母指屈曲変形の例であり，握り母指症とは別の疾患と捉える．

Ⅳ．診察法

まずは触診せずにしばらく観察し，母指が屈曲位を取っていること，自動伸展ができないことを注意深く確認する．おもちゃを与えて，母指や手指をどのように使用するか観察し（図 3），両親にも自宅での母指と手指の使用状況を確認する．

母指 MP 関節が屈曲し，手掌部と接しているのが典型例である（図 1）．母指は他動的に伸展できるが，程度差があり，伸展制限が見られる場合，掌側皮膚の拘縮が見られるかどうかを確認する（図 2）．

片側例に見えても，注意深く観察すると反対側にも軽度の屈曲変形がある場合もあり，両側を丁寧に診る必要がある．

Ⅴ．解　剖

前述したように母指の伸筋に先天的な異常がある場合があり，短母指伸筋腱の低形成や欠損，長

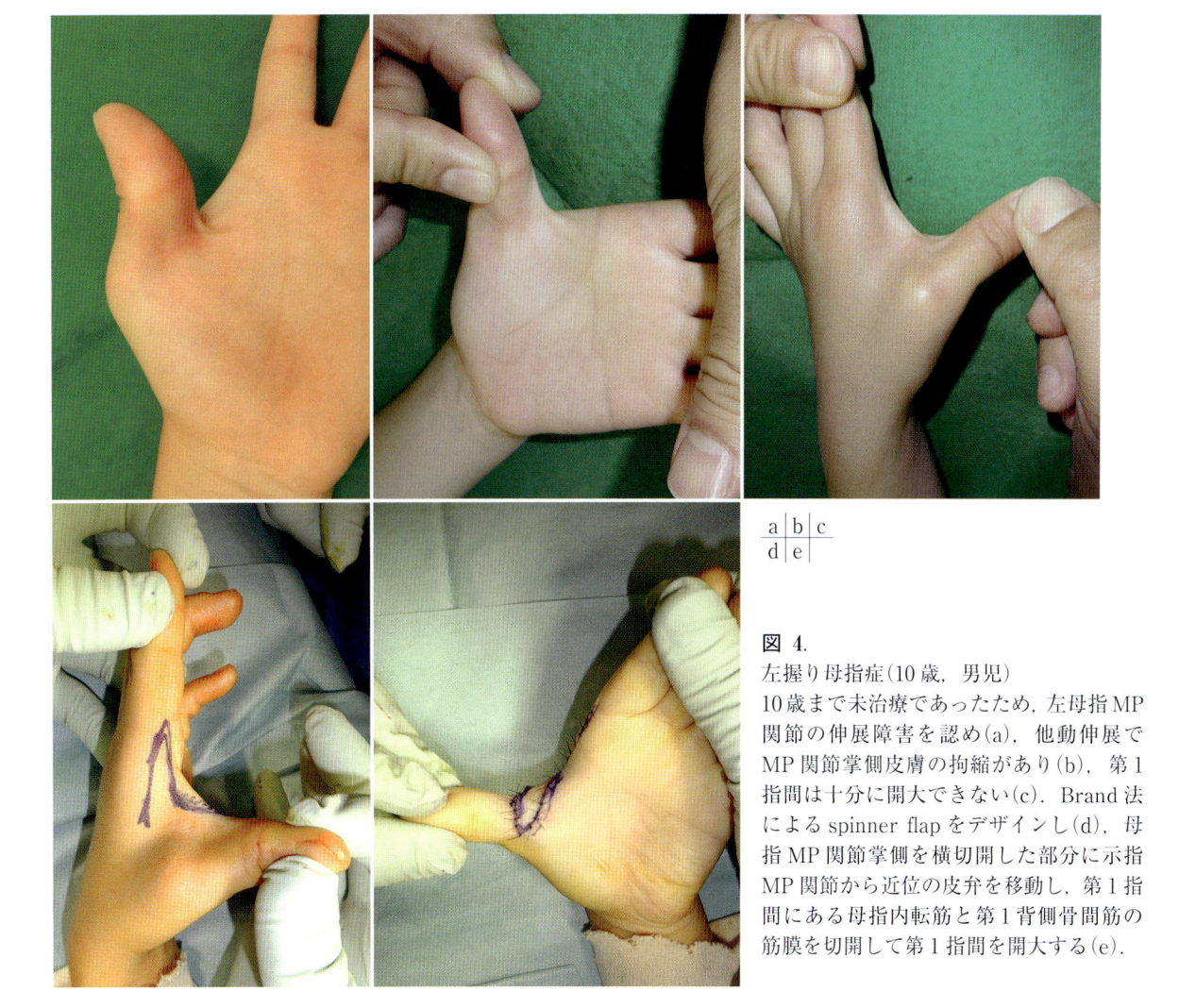

|a|b|c|
|d|e| |

図 4.
左握り母指症(10歳，男児)
10歳まで未治療であったため，左母指 MP 関節の伸展障害を認め(a)，他動伸展で MP 関節掌側皮膚の拘縮があり(b)，第 1 指間は十分に開大できない(c)．Brand 法による spinner flap をデザインし(d)，母指 MP 関節掌側を横切開した部分に示指 MP 関節から近位の皮弁を移動し，第 1 指間にある母指内転筋と第 1 背側骨間筋の筋膜を切開して第 1 指間を開大する(e)．

母指伸筋腱の欠損が原因となる場合がある．母指形成不全もある場合には握り母指症という範疇ではなく橈側列形成障害と考える．

Ⅵ．手　術

母指を他動的に完全に伸展できる場合には経過観察でよい．母指に伸展制限がある場合には装具を装着する[2]．終日装着が望ましいが，母指が伸展位を保持できるようになったら夜間のみの装着でよい．

保存療法で改善がない場合には手術を行う．手術時期は患児の状態で判断する必要があり，伸展制限が強い場合には将来母指の屈曲変形が遺残する場合があり，就学前に手術が必要である．

1．植　皮

軽症例には掌側横切開で遊離皮膚移植を行う．

2．Z 形成術

第 1 指間に軽度の狭小化がある場合，Z 形成術を選択することができる．

3．皮　弁

伸展制限が強い場合には 5-flap，4-flap，または Brand 法による spinner flap を選択する．年長児で握り母指症の遺残変形が見られる場合には皮弁形成が必要となる(図 4)．

Ⅶ．経過観察

手指骨の成長が終了する中学 3 年生か高校 1 年生くらいまで経過観察することが望ましい．特に母指掌側の皮膚拘縮，関節拘縮，および第 1 指間の狭小化を確認し，障害がある場合には装具療法や手術を検討する．

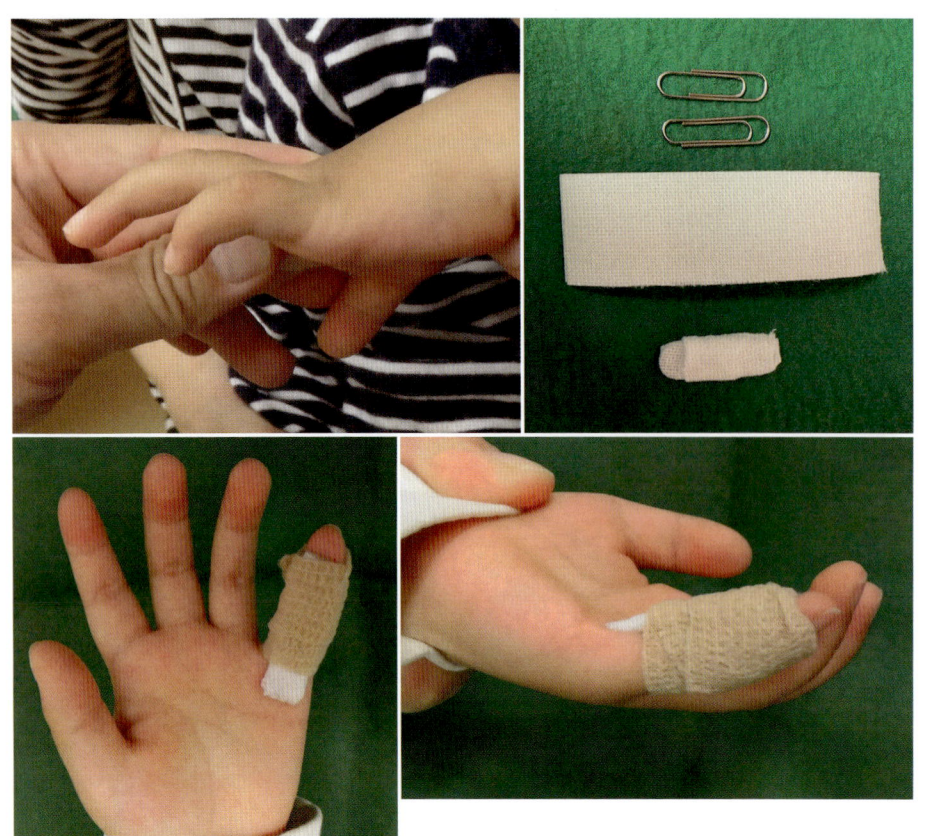
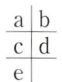
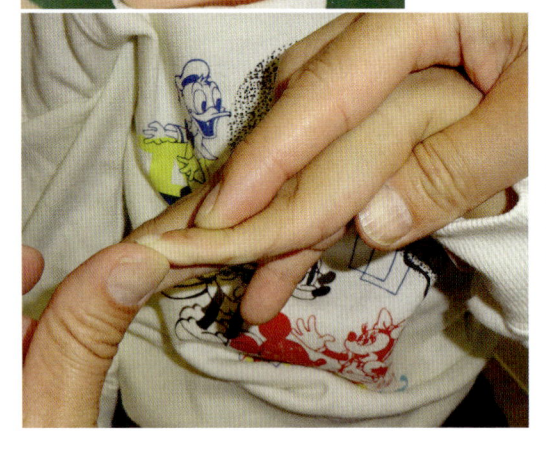

図 5.
左小指屈指症（男児）
3 歳時，左小指 PIP 関節には屈曲拘縮が見られる（a）.
指の大きさに合わせたクリップを 2 個準備し，シルキーテックス（ALCARE 社製）をクリップに巻いて簡易型装具を作製し（b），PIP 関節を伸展位に保ちバンドで固定している（c, d）. 4 歳時，PIP 関節の十分な伸展が可能となっている（e）.

屈指症

I. 定　義

　PIP 関節が屈曲拘縮している疾患であり外傷後を除く（図5）[4)~6)]. 他動的に伸展ができる場合には屈曲位変形であり，屈指症とは分けて考える（図6）. 小指に多い.

II. 病　態

　掌側の皮膚拘縮，循環障害による結合組織の変化，および屈筋腱と伸筋腱との緊張の不均衡など

が原因である. 単指罹患と複数指罹患とがあり，単指罹患では虫様筋の異常が原因であることが多く，その他側副靱帯，掌側板，および伸展機構などが原因となる. 複数指罹患では掌側軟部組織の短縮が原因となっていることがある. 浅指屈筋（FDS）の緊張，掌側軟部組織の拘縮が確認されることもある.

III. 疫　学

　上肢先天異常の 7.2% の発生頻度で，小指罹患が多く，小指単独罹患が約半数，小指を含む複数

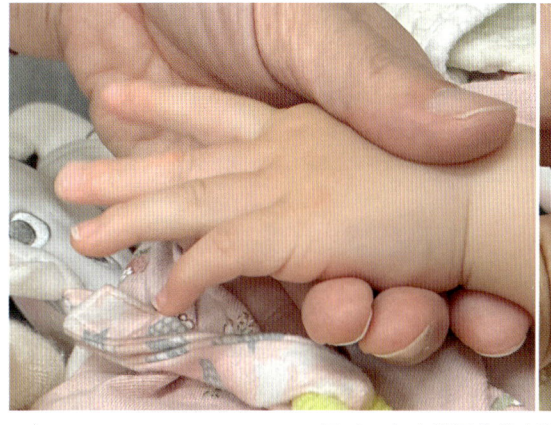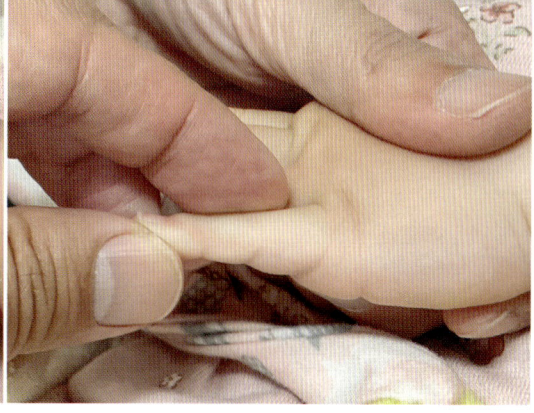

a | b

図 6. 左小指屈曲位変形(1歳2か月，女児)

左小指は PIP 関節で屈曲しているが(a)，他動的に伸展が可能であり(b)，屈指症ではなく，屈曲位変形と診断する．

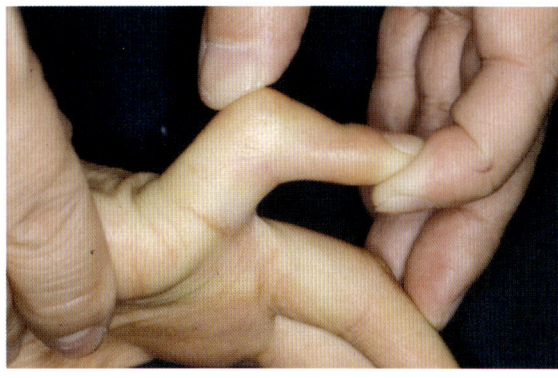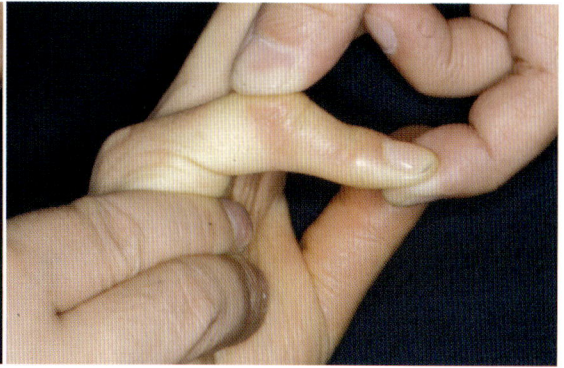

a | b

図 7. 浅指屈筋(FDS)腱の腱固定効果

右小指 MP 関節を伸展すると PIP 関節の屈曲変形が増悪し(a)，MP 関節を屈曲すると PIP 関節の屈曲変形が改善する．FDS の短縮や低形成が考えられる．

指罹患は 1/4～1/3，女性に多いとも言われているが，性差は 35～62％と報告されている．

Ⅳ．遺伝性

同一家系内発生と散発例とがあり，家族性の場合は常染色体顕性遺伝を呈する．

Ⅴ．分類

1．先天性

先天的に PIP 関節の拘縮が確認された場合には congenital type とする．

2．後天性

思春期に変形がはっきりしてきたものを acquired type とする．

① **軽　症**：拘縮が 30° まで

② **中等症**：拘縮が 30～60° まで

③ **重　症**：拘縮が 60° 以上

Ⅵ．診察法

小児ではすぐに手指を触ってしまうと嫌がり，その後診察継続が困難となる場合があり，まずは注意深く観察する．PIP 関節が屈曲位をとり，伸展できない状態を確認し，おもちゃを与えて指の使用を確認する．慣れてきたら PIP 関節が他動的にも伸展できないかどうかを確認する．MP 関節を屈曲した時に PIP 関節の屈曲位が改善したり，MP 関節を伸展した時に PIP 関節の屈曲位が増悪したりする場合は FDS の腱固定効果があると診断する(図7)．この場合，手術で FDS を確認すると，低形成であったり，滑走性がなかったり，あるいは FDS の停止部や近位に異常が確認される

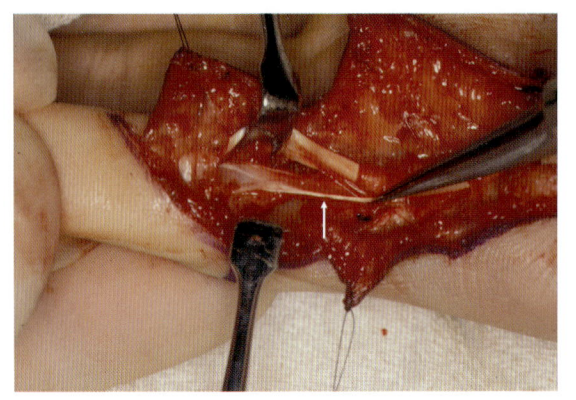

図 8. 右小指屈指症術中所見
矢印で示すように FDS 腱の低形成が確認される.

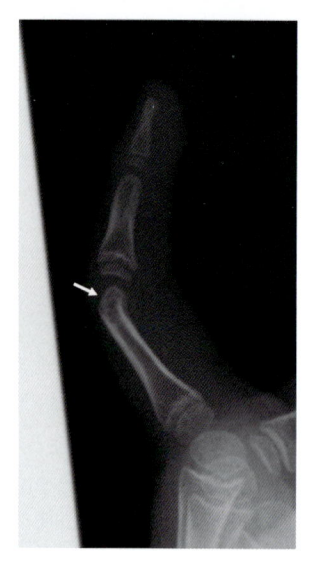

図 9. ▶
単純 X 線側面像
基節骨骨頭の丸みがなく,
矢印で示すように先細りが
見られる.

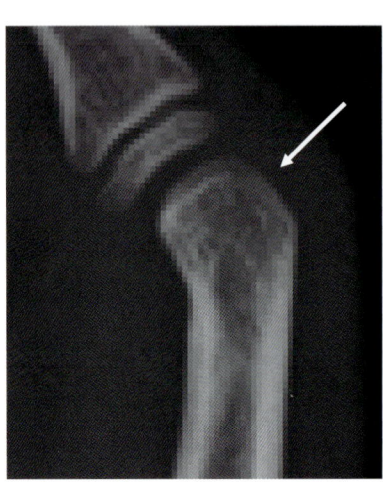 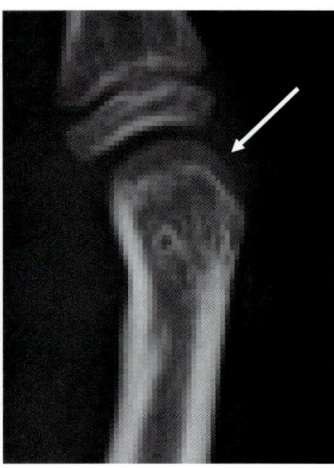

a | b

図 10.
治療前後の基節骨骨頭の形状変化
屈曲拘縮が見られた術前は矢印で示すように基節骨骨頭背側の丸みがないが(a),術後屈曲拘縮が改善するとともに基節骨骨頭背側の丸みが見られるようになっている(b). 図 11 症例の術前後の単純 X 線側面像である.

場合がある(図 8).

Ⅶ. 画 像

屈指症の状態が持続すると単純 X 線で基節骨骨頭の丸みが失われ, 先細りが確認される(図 9). この変形は治療で拘縮が改善するとリモデリングが起こり, 丸みが改善する場合がある(図 10).

Ⅷ. 解 剖

掌側側の因子としては皮膚拘縮, 掌側皮下の先天性 fibrous substrata, FDS 短縮, FDS 付着部障害, 掌側板の異常がある. 背側側の因子として, 虫様筋停止部異常, 伸筋腱膜の形成障害, 中央索, 側索と基節骨との癒着, および側副靱帯の副靱帯により生じる.

Ⅸ. 手 術

保存療法が基本であり, ストレッチや装具療法が効果的である. 装具は PIP 背側にバンドを設置し, PIP 関節の屈曲位を矯正する[2]. クリップを用いた簡易型装具も有用である(図 5). 年長児では日中外して夜間装具として使用する.

手術は前述した中等症から重症の症例, 装具療法で改善がなかった症例に行うことがある. 前述した FDS 腱固定効果がある症例は FDS 切離や延長が有効である場合がある. その他, 関節拘縮の程度に応じて掌側関節包の解離, 側副靱帯の解離, 屈筋腱腱鞘切開, 掌側板の解離, 虫様筋停止部の切離, あるいは虫様筋停止部の側索移行, 皮膚の Z 延長, 皮膚移植, または皮弁形成が必要となることがある(図 11, 12). 重症例では骨切りが行われることもあるが, 屈曲制限を生じないように骨短縮も考慮する.

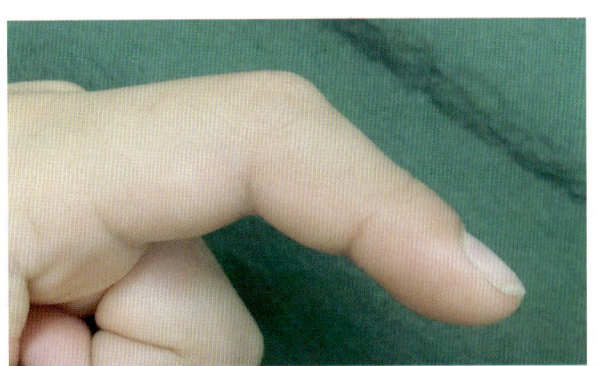

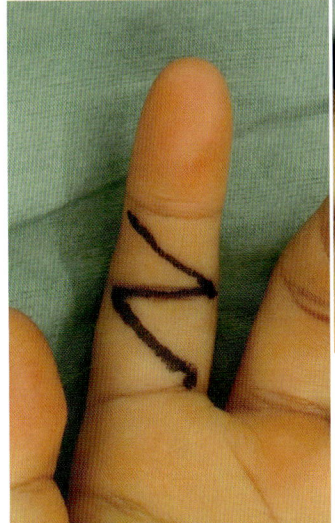
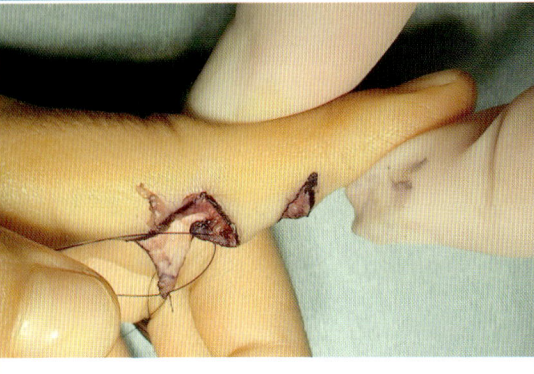
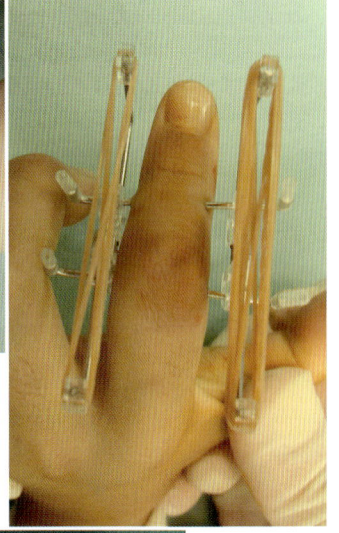

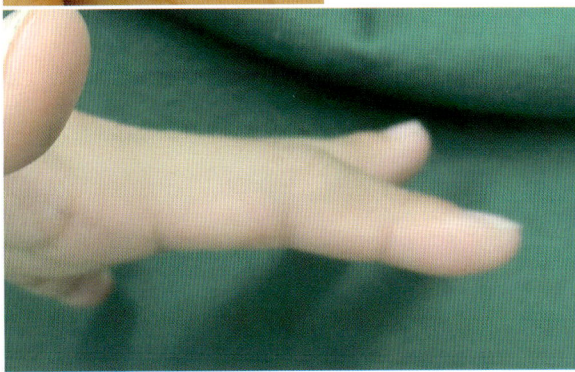
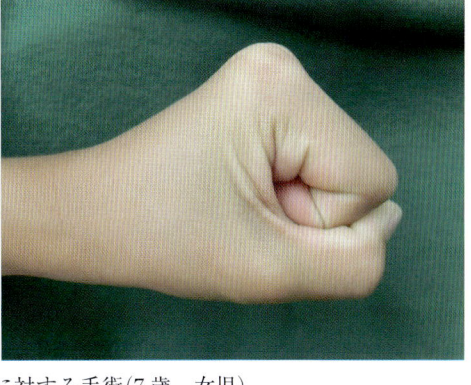

a		
b	c	d
e	f	

図 11. 左示指屈指症に対する手術(7 歳, 女児)

左示指 PIP 関節に 42° の屈曲拘縮があり(a), 掌側ジグザグ切開で展開し(b), A3~A4 pulley 近位を尺側で切開し翻転する. 浅指屈筋に異常はなく, 副靭帯を橈側, 尺側とも解離し, 関節を切開. 掌側板を関節側から剝離すると 20° まで矯正が可能. Check rein 靭帯の近位を両側解離することで PIP 伸展 0° まで矯正が可能となる(c). 最後に創外固定器(DDA-Ⅱ, MES)を装着し, PIP 関節に牽引をかけて関節可動域訓練を開始(d). 術後 1 年で軽度の伸展制限は残存しているが(e), 屈曲制限はない(f).

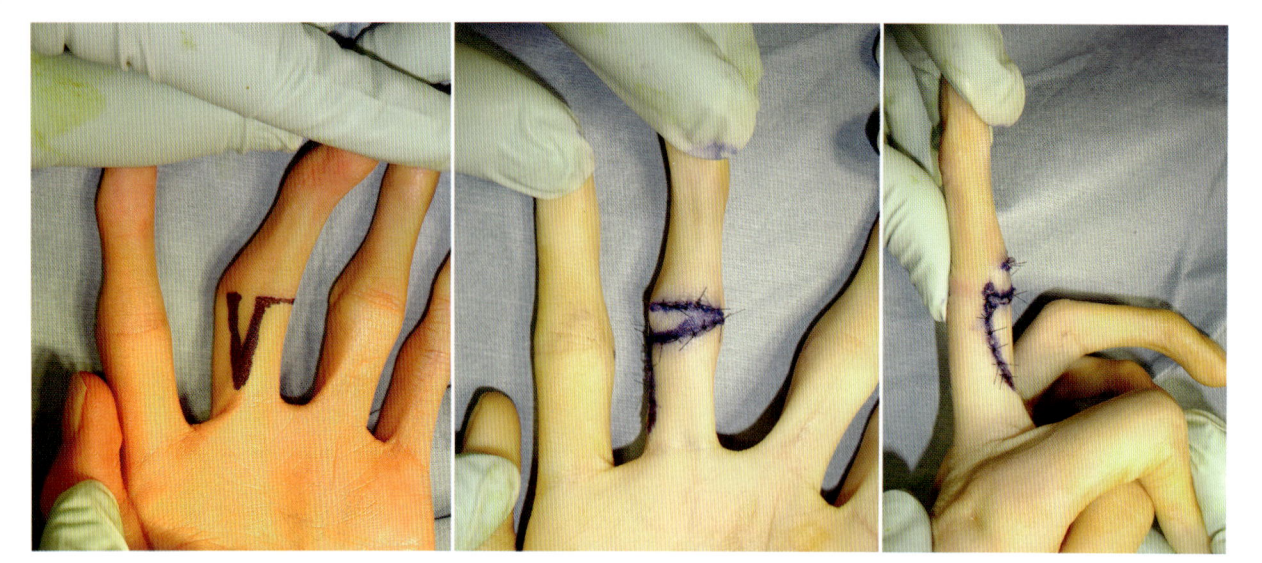

図 12. 多数指罹患例に対する手術（12歳，男児）　　　　　　　a｜b｜c

拘縮性くも指症（Beals 症候群）の症例で，両手指 PIP 関節に屈曲拘縮を認め，6 歳で右中指 PIP 関節に遊離皮膚移植を行い，12 歳時，左中指橈側に reverse digitolateral flap を形成し(a)，PIP 関節掌側に皮弁を移動することで PIP 関節の完全伸展が得られている(b，c)．

Ⅹ．経過観察

手術の成績は必ずしもよいとは言えず，保存療法を根気よく行っていくことが大事である．他動伸展が可能となることを目標とし，その後自動伸展が確認できたら治療が終了である．

参考文献

1) 荻野利彦：握り母指症．手の先天異常．128-134, 医学書院，2016.
　Summary　手の先天異常が網羅されており，必読の教科書．
2) 佐竹寛史：小児の上肢をいかに診るか．スプリント治療の活用．臨整外．**58**：969-974, 2023.
　Summary　先天性上肢障害に対するスプリントによる保存療法を紹介．
3) Weckesser, E.C., et al.：Congenital clasped thumb (congenital flexion-adduction deformity of the thumb)：a syndrome, not a specific entity. J Bone Joint Surg Am. **50**：1417-1428, 1968.
　Summary　握り母指症の分類．
4) 荻野利彦：屈指症．手の先天異常．142-150, 医学書院，2016.
　Summary　手の先天異常が網羅されており，必読の教科書．
5) 佐竹寛史：屈指症（翻訳）．キャンベル整形外科手術書．原著第14版（日本語版）．岩崎倫政編．Web 版，エルゼビア・ジャパン，2023.
　Summary　整形外科のバイブルであるキャンベルの日本版が 18 年ぶりに改訂．
6) 佐竹寛史：ばね指，屈指（趾）症．今日の小児治療指針．水口　雅ほか編．787, 医学書院，2020.
　Summary　屈指症の治療指針．

FAX によるご注文について

改定：2024 年 1 月

　毎度ご購読いただきましてありがとうございます．

　読者の皆様方に弊社の本をより確実にお届けさせていただくために，FAX でのご注文・住所変更届けを受けつけております．この機会に是非ご利用ください．

◇ご利用方法

　FAX 専用注文書は，そのまま切り離して FAX 用紙としてご利用ください．また，注文の場合手続き終了後，ご購入商品と郵便振替用紙を同封してお送りいたします．**代金が税込 5,000 円を超える場合，代金引換便とさせて頂きます．**その他，ご注文は弊社ホームページでも承っております（zenniti. com）．

◇代金引換について

　代金が税込 5,000 円を超える場合，代金引換とさせて頂きます．配達員が商品をお届けした際に，現金またはクレジットカード・デビットカードにて代金を配達員にお支払い下さい（本の代金＋消費税＋送料）．（※年間定期購読と同時に 5,000 円を超えるご注文を頂いた場合は代金引換とはなりません．郵便振替用紙を同封して発送いたし，代金後払いになります．送料は，定期購読を含むご注文の場合は弊社が負担します）

◇年間定期購読のお申し込みについて

　年間定期購読は，1 年分を前金で頂いておりますため，代金引換とはなりません．郵便振替用紙を本と同封または別送いたします．送料弊社負担，また何月号からでもお申込み頂けます．

　毎年末，次年度定期購読のご案内をお送りいたしますので，定期購読更新のお手間が非常に少なく済みます．

◇住所変更届けについて

　年間購読をお申し込みされております方は，その期間中お届け先が変更になる場合は，必ずご連絡下さいますようよろしくお願い致します．

◇取消，変更について

　取消，変更につきましては，お早めにお電話でお知らせ下さい．

　返品は，原則として受けつけておりませんが，返品の場合の郵送料はお客様負担とさせていただきます．その際は必ず弊社へご連絡ください．

◇ご送本について

　ご送本につきましては，ご注文がありましてから約 1 週間前後とみていただきたいと思います．

◇個人情報の利用目的

　お客様から収集させていただいた個人情報，ご注文情報は本サービスを提供する目的（本の発送，ご注文内容の確認，問い合わせに対しての回答等）以外には利用することはございません．

　その他，ご不明な点は弊社までご連絡ください．

株式会社　全日本病院出版会　〒 113-0033 東京都文京区本郷 3-16-4-7F　電話 03(5689)5989　FAX03(5689)8030　郵便振替口座 00160-9-58753

FAX 専用注文書 形成・皮膚 2504

年　　月　　日

○印	PEPARS	定価(消費税込み)	冊数
	2025 年 _ 月～12 月定期購読(送料弊社負担)		
	PEPARS No. 219　Basic Surgical Techniques を極める！**切開とアプローチ，創閉鎖と縫合・吻合** 増大号	5,720 円	
	PEPARS No. 207　**皮弁挙上に役立つ解剖** 増大号	5,720 円	
	PEPARS No. 200　**足を診る**―糖尿病足病変，重症下肢虚血からフットケアまで― 臨時増大号	5,500 円	
	PEPARS No. 195　**顔面の美容外科 Basic & Advance** 増大号	6,600 円	
	バックナンバー(号数と冊数をご記入ください) No.		

○印	Monthly Book Derma.	定価(消費税込み)	冊数
	2025 年 _ 月～12 月定期購読(送料弊社負担)		
	MB Derma. No. 353　**皮膚科アンチエイジング外来** 増大号	5,610 円	
	MB Derma. No. 348　**達人が教える！"あと一歩"をスッキリ治す皮膚科診療テクニック** 増刊号	6,490 円	
	バックナンバー(号数と冊数をご記入ください) No.		

○印	瘢痕・ケロイド治療ジャーナル		
	バックナンバー(号数と冊数をご記入ください) No.		

○印	書籍	定価(消費税込み)	冊数
	患者さんのためのリンパ浮腫外科的治療ガイドブック 新刊	2,970 円	
	局所皮弁塾 あなたならこの顔の欠損をどう治す？ 新刊	12,100 円	
	ゼロからはじめる Non-Surgical 美容医療	5,940 円	
	カスタマイズ治療で読み解く美容皮膚診療	10,450 円	
	ここからマスター！手外科研修レクチャーブック	9,900 円	
	足の総合病院・下北沢病院がおくる！ ポケット判 主訴から引く足のプライマリケアマニュアル	6,380 円	
	カラーアトラス 爪の診療実践ガイド　改訂第 2 版	7,920 円	
	イチからはじめる美容医療機器の理論と実践　改訂第 2 版	7,150 円	
	臨床実習で役立つ形成外科診療・救急外来処置ビギナーズマニュアル	7,150 円	
	足爪治療マスター BOOK	6,600 円	
	図解 こどものあざとできもの―診断力を身につける―	6,160 円	
	美容外科手術―合併症と対策―	22,000 円	
	グラフィック リンパ浮腫診断―医療・看護の現場で役立つケーススタディ―	7,480 円	
	足育学　外来でみるフットケア・フットヘルスウェア	7,700 円	
	実践アトラス 美容外科注入治療　改訂第 2 版	9,900 円	
	ここからスタート！眼形成手術の基本手技	8,250 円	

お名前　フリガナ　　　　　　　　　　　　　　㊞　　診療科

ご送付先　〒　　－

□自宅　　□お勤め先

電話番号　　　　　　　　　　　　　　　　　□自宅
□お勤め先

バックナンバー・書籍合計
5,000 円 以上のご注文
は代金引換発送になります

―お問い合わせ先―
㈱全日本病院出版会営業部
電話 03(5689)5989

FAX　03(5689)8030

PEPARS

各号定価：3,300 円（本体 3,000 円＋税）.
増大号の価格は以下の通りです.
No. 159, 171, 183, 207, 219：定価 5,720 円（本体 5,200 円＋税）
No. 195：定価 6,600 円（本体 6,000 円＋税）
No. 200：定価 5,500 円（本体 5,000 円＋税）
No. 209：定価 4,400 円（本体 4,000 円＋税）
在庫僅少品もございます. 品切の場合はご容赦ください.
（2025 年 3 月現在）

掲載されていないバックナンバーにつきまし
ては，弊社ホームページ（www.zenniti.com）
をご覧下さい.

2025 年　年間購読　受付中！
年間購読料　42,020 円（消費税込）（送料弊社負担）
（通常号 11 冊＋増大号 1 冊：合計 12 冊）

click

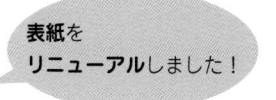

全日本病院出版会 ｜ 検索

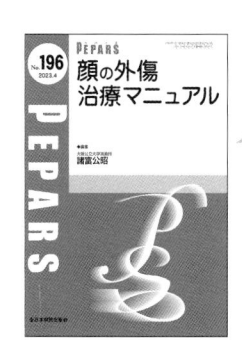

表紙を
リニューアルしました！

No. 220　編集企画：
　齊藤　晋　京都大学 准教授

PEPARS　No. 220

2025 年 4 月 15 日発行（毎月 1 回 15 日発行）
定価は表紙に表示してあります.
Printed in Japan

© ZEN・NIHONBYOIN・SHUPPANKAI, 2025

発行者　　末 定 広 光
発行所　　株式会社　全日本病院出版会
〒 113-0033 東京都文京区本郷 3 丁目 16 番 4 号
電話（03）5689-5989　Fax（03）5689-8030
郵便振替口座 00160-9-58753

印刷・製本　三報社印刷株式会社　　電話（03）3637-0005
広告取扱店　株式会社文京メディカル　電話（03）3817-8036

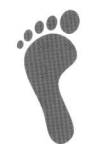# 明日の足診療シリーズ

日本足の外科学会 監修

足の外科診療における最新の知見をまとめた全4冊のシリーズ。
足に関わる疾患の診断、治療を網羅するだけでなく、
文献 review ともなる構成は学術活動にも必ずお役に立ちます。

足の変性疾患・後天性変形の診かた

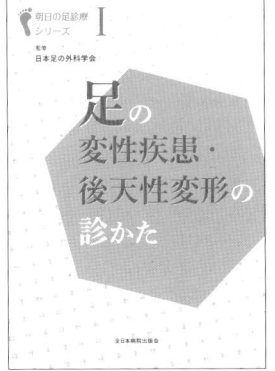

ISBN 978-4-86519-279-7
2020 年 12 月 発行
定価 9,350 円（税込）266 頁

扁平足や外反母趾など、日常のご診療でもよく目にする変性疾患や後天性の変形について第一線で活躍中の精鋭陣が、明日から使える知識をわかりやすくまとめました。

足の腫瘍性病変・小児疾患の診かた

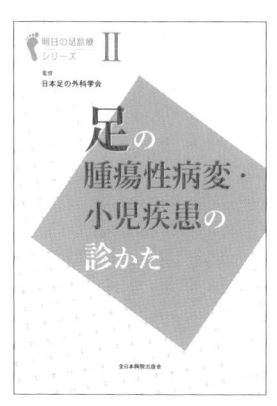

ISBN 978-4-86519-807-2
2021 年 11 月 発行
定価 9,900 円（税込）368 頁

「腫瘍性病変」では整形外科だけでなく、放射線科、病理の観点から各疾患についてコンパクトにまとめ、各疾患の特徴的な所見を日常診療の場でもサッと確認できる構成に。「小児疾患」では診療、検査をはじめ、'小児だからこそ' のポイントを豊富な写真、イラストとともにエキスパート達が解説しました。

足のスポーツ外傷・障害の診かた

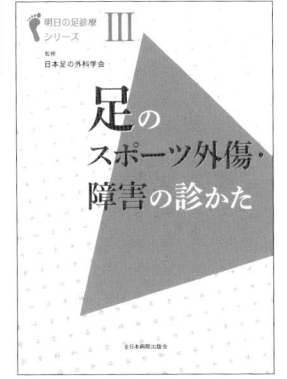

ISBN 978-4-86519-816-4
2022 年 11 月 発行
定価 9,350 円（税込）398 頁

スポーツに起因する足の疾患を完全網羅！疾患そのものや最新研究の解説だけでなく、プロ・アマ問わず患者に寄り添う治療法、その決定の仕方も紹介しています。

足の外傷・絞扼性神経障害、糖尿病足の診かた

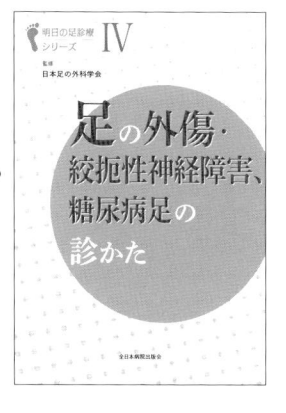

ISBN 978-4-86519-824-9
2023 年 11 月 発行
定価 8,690 円（税込）274 頁

日常診療でよく遭遇する外傷や絞扼性神経障害、そして糖尿病患者の足を取り上げ、骨折や脱臼、切断など多岐にわたり詳説しています。

全日本病院出版会　〒113-0033 東京都文京区本郷 3-16-4　Tel：03-5689-5989
www.zenniti.com　Fax：03-5689-8030

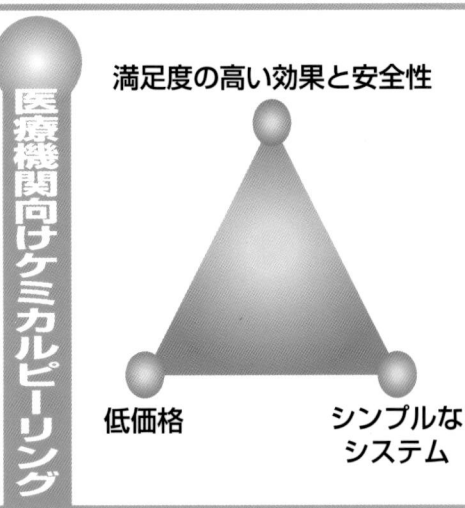
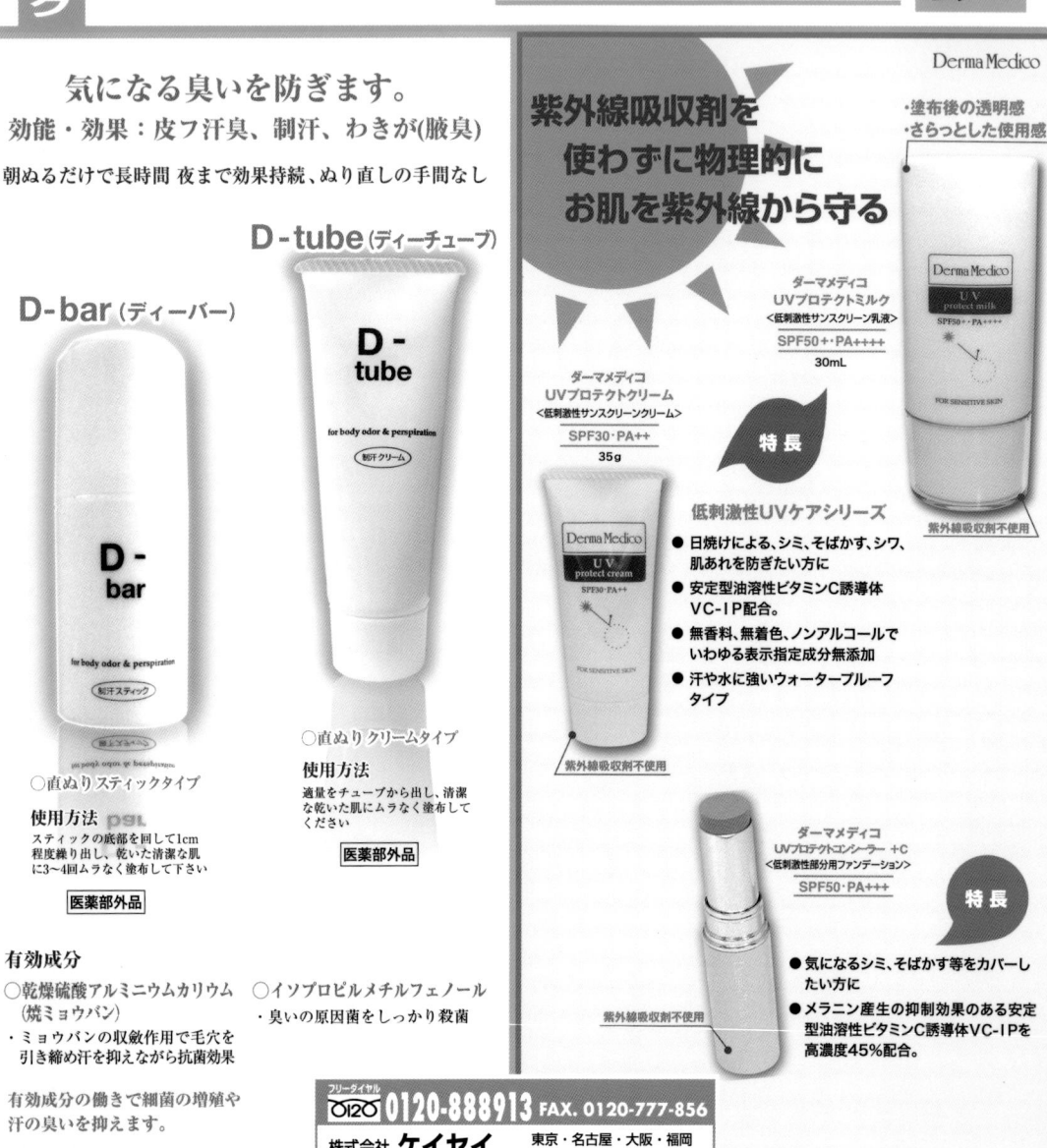
ISBN978-4-86519-920-8　C3047　¥3000E

9784865199208　1923047030009

定価3,300円（本体3,000円＋税）